药 征

皇汉医学精华书系

［日］吉益东洞◎著

卢承顶　薛远亮　田思胜◎校注

U0206425

中国健康传媒集团
中国医药科技出版社

内 容 提 要

本书为日本吉益东洞晚年之作，书分三卷，采仲景《伤寒论》《金匮要略》常用药品共 54 种，每品又分为考征、互考、辨流、品考四项，指仲景之证，以征其用；辨诸氏之说，以明其误。书中所收之药皆为临证要药，每药之下都提出独到见解。本书是研究中药学、方剂学的重要参考资料。

图书在版编目（CIP）数据

药征 /（日）吉益东洞著；卢承顶，薛远亮，田思胜校注 . — 北京：中国医药科技出版社，2019.9
（皇汉医学精华书系）
ISBN 978-7-5214-1135-5

Ⅰ . ①药… Ⅱ . ①吉… ②卢… ③薛… ④田… Ⅲ . ①本草—汇编—日本 Ⅳ . ① R281.3

中国版本图书馆 CIP 数据核字（2019）第 079475 号

美术编辑　　陈君杞
版式设计　　也　在

出版　**中国健康传媒集团**｜中国医药科技出版社
地址　北京市海淀区文慧园北路甲 22 号
邮编　100082
电话　发行：010 - 62227427　　邮购：010 - 62236938
网址　www.cmstp.com
规格　710 × 1000mm $\frac{1}{16}$
印张　5 $\frac{1}{2}$
字数　61 千字
版次　2019 年 9 月第 1 版
印次　2024 年 5 月第 5 次印刷
印刷　大厂回族自治县彩虹印刷有限公司
经销　全国各地新华书店
书号　ISBN 978-7-5214-1135-5
定价　**20.00 元**

获取新书信息、投稿、为图书纠错，请扫码联系我们。

丛书编委会

总 主 编　田思胜

副总主编　张永臣　马梅青

编　　委　（按姓氏笔画排序）

　　　　　王明亮　王春燕　尹桂平　卢承顶

　　　　　田　虎　边　莉　李明轩　杨其霖

　　　　　张　晶　范延妮　赵　琼　赵雨薇

　　　　　郝菲菲　翟文敏　薛远亮

前　言

　　中医学博大精深，源远流长，不仅为中华民族的繁衍昌盛做出了巨大贡献，同时远播海外，对世界医学的发展影响极大。

　　中国与日本是一衣带水的邻邦，中医学对日本的影响尤其重大。早在秦朝中医药文化就已经传播到了日本，《后汉书》载徐福等上书言海中有三神山，于是秦始皇遣"福入海求仙"而达日本。相传徐福通医术，精采药和炼丹，被日本人尊为"司药神"。南北朝时期，吴人知聪携《明堂图》共一百六十四卷到日本，对日本汉方医学的发展产生了重要影响，之后出现了一些著名的医家和医著，形成了早期的汉方医学。隋唐时期，日本派往中国的遣隋使、遣唐使学习佛法、政治与文化，同时也把中国的中医药书籍如《四海类聚方》《诸病源候论》等带回了日本。日本大宝年间，天皇颁布"大宝令"，采纳唐制设置医事制度、医学教育、医官等，并将《针灸甲乙经》《脉经》《小品方》《集验方》《素问》《针经》《明堂》《脉诀》等列入医生学习必修书目，仿效中医。除此之外，还邀请中国高僧鉴真东渡日本，传律讲经，传授中医药知识和药材鉴别方法等。自此，日本朝野上下，重视中医，出现了许多以研究中医学而著称的学者。公元984 年，日本医学界产生了一部极为重要的著作，即丹波康赖撰写的《医心方》，主要从我国中医经典医籍中摘要精华内容，经改编后用日文出版，成为中日医药交流一大成果，影响日本医学界近百年。金元时期，中国出现了金元四大家，形成了著名的学术流派，同样在日本也形成了三大流派。日本医家田代三喜留华 12 年，专攻李杲、丹溪之学，回国后成立了"丹溪学社"，奉丹溪翁为医中之圣，后传其学至弟子曲直濑道三，曲直濑道三以朱丹溪理论为核心，汇入个人经验形成独自的医学体系"后世派"。明代初期，《仲景全书》和宋版《伤寒论》在日本出版，引起了很大轰动，许多医家热衷研究和学习《伤寒论》，加之当时儒教盛行，国学复古思潮高涨，与此相应也出现了提倡医学应复归于古代中国医学根本的呼声。结合当时中国在中医研究方面注重《伤寒论》的情况，伊藤仁斋等认为《伤寒论》是医学的原点，主张复古，从张仲景《伤寒论》原点研究《伤寒论》，之后形成了以吉益东洞为代表的"古方派"。此时期，荷兰医学在日本开始盛行，采用汉方医学与荷兰医学折衷方法行医的医家逐渐增多，出现了《解体新书》等西洋医学与汉方医学结合的著作，形成了"折衷派"。

　　古方派重视中国古典医学著作如《黄帝内经》《神农本草经》《伤寒杂病论》，

其中尤为推崇张仲景所著的《伤寒论》与《金匮要略》，奉张仲景的著作为圭臬。主张医方亦应回归到医学的真正古典，亦即东汉时代《伤寒杂病论》为主的观点，树立以《伤寒论》为中心的医学体系作为目标，用《伤寒论》中的独自法则来解释《伤寒论》。认为《伤寒论》113方中的绝大多数方剂适合于临床应用，其治疗理论应当分型证治，由此奠定了汉方医学重视实证治疗并崇尚古典经方应用的基础。

正是在这种风气下，吉益东洞从《伤寒论》原点出发，针对《伤寒论》和《金匮要略》中的方药设计了一套特定处方对应特定证候的"方证相对"医疗方案，并重新整理拆解《伤寒论》和《金匮要略》。选用二书220首方剂，采取"以类聚方"，重新编排，集原书各篇中方剂应用、辨证立法条文列于该方之后，后附作者的考证及按语，解释原文中症状特点和方证内涵，编写了《类聚方》一书。同时，他对《伤寒论》《金匮要略》中常用54种药物进行研究，每品分考征、互考、辨流、品考四项，"指仲景之证，以征其用；辨诸氏之说，以明其误"，主张"万病一毒"，认为用药治病是以毒攻毒，进而撰成《药征》一书。

清代乾嘉时期朴学兴起，考据之风盛行。此风传入日本后，各地文运大兴，风靡日本儒医两界。江户儒家山本北山、大田锦城、龟田鹏斋等建立了日本考证学派。作为山本北山学生的丹波元简与其子丹波元胤、丹波元坚，亦深受儒家思想的熏陶。在儒家重现实、重人文传统的影响下，丹波元简父子重视清儒与医家著作的研究。他们兼通医儒，上承家学，旁通中国经史小学，秉承清儒的治学态度，借鉴清儒的治学方法，参考和引用中国历代医家的研究成果，客观真实，撰成如《伤寒论辑义》《金匮玉函要略辑义》《脉学辑要》《素问识》《灵枢识》《医膡》《救急选方》《伤寒论述义》《金匮玉函要略述义》等著作，集众家之长于一炉，驳误纠讹，分明泾渭，发前人所未发。又参稽相关的医籍文献，持之以医理，征之以事实，旁征博引，穷源竟委，廓清了一批聚讼纷纭的问题。其严谨文献考证学态度，深受中日两国学界好评。

《皇汉医学精华书系》选取吉益东洞、丹波元简父子、汤本求真等古方派医家中的精华医著，进行校注整理，付梓刊印，以期为广大读者呈现日本古方派医家研究以《伤寒论》为代表的医著精华。

由于水平有限，虽几经努力，但选书校注等定会存在不足之处，恳请读者不吝赐教，批评指正。

田思胜
2019年8月于山东中医药大学

校注说明

《药征》三卷，作者吉益东洞（日本）。吉益东洞（1702~1773），名为则，字公言，通称周助，初号东庵，后改为东洞。东洞家世代行医。而吉益东洞在"学"与"术"上均表现出与众不同的特色，被认为是以《伤寒论》医学为中心的古方派医学最具代表性人物。

《药征》成书后在日本多次刊刻、重印，现存的版本主要有：①日本天明五年乙巳（1785）蒲芦亭刻本；②日本天明五年乙巳（1785）斯文堂刻本；③日本文化九年壬申（1812）浪华书林刻本；④日本文化九年壬申（1812）松根堂刻本；⑤ 1931、1935 年上海中医书局铅印本；另外，还可见于《东洞全集》、裘庆元的《三三医书》、曹炳章的《中国医学大成》、陈存仁的《皇汉医学丛书》等。

此次点校主要依据以下几个原则：

1. 选本。此次整理以曹炳章《中国医学大成》中整理刊印的版本为底本。以裘庆元《三三医书》整理刊印的版本、1955 年人卫本《皇汉医学丛书》整理刊印的版本为校本。

2. 原书竖排改为横排。采用现代标点方法，对原文进行重新句逗。凡书中用"右"字代表上下文者，按横排习惯改为"上"字。

3. 底本中的繁体字、异体字（包括俗字、古体字）、假借字一律予以径改，均用标准简体字，不出注。

4. 中药名称据权威药典尽量规范统一，如连乔——

连翘，旋复——旋覆，不出注。

5.凡底本与校本互异，若显系底本脱误衍倒者，予以勘正，并出校注明。若难以判定是非，或两义均通者，则出校并存。若属一般性虚词，或义引、节引他书而无损文义者，或底本不误而显系校本错误者，一般不予处理。凡底本中大字误作小字，或小字误作大字者，则据文义、体例予以勘正。凡底本与校本虽同，但据本书体例、文义判定确属有误者，亦予以勘正，并出校说明。若虽疑有误而难以判定者，则不妄改，只出校注明疑误、疑衍、疑脱、疑倒之处。

6.凡属书名一律加书名号，不出校。

校注者

2019 年 5 月

目　　录

卷　上

卷　中

卷 下

卷　上

石　膏

主治烦渴也，旁治谵语、烦躁、身热。

考征

白虎汤证曰：谵语，遗尿。

白虎加人参汤证曰：大烦渴。

白虎加桂枝汤证曰：身无寒，但热。

以上三方，石膏皆一斤。

越婢汤证曰：不渴，续自汗出，无大热。不渴，非全不渴之谓。无大热，非全无大热之谓也，说在《外传》中。

麻黄杏仁甘草石膏汤证不具也。说在《类聚方》

以上二方，石膏皆半斤。

大青龙汤证曰：烦躁。

木防己汤证不具也。说在《类聚方》

以上二方，石膏皆鸡子大也。为则按：鸡子大，即半斤也，木防己汤，石膏或为三枚，或为十二枚，其分量难得而知焉。今从旁例，以为鸡子大也。

上历观此诸方，石膏主治烦渴也明矣。凡病烦躁者，身热者，谵语者，及发狂者，齿痛者，头痛者，咽痛者，其有烦渴之证也，得石膏而其效核焉。

互考

《伤寒论》曰：伤寒脉浮、发热无汗，其表不解者，不可与白虎汤。渴欲饮水，无表证者，白虎加人参汤主之。为则按：上云不可与白虎汤，下云白虎加人参汤主之。上下恐有错误也。于是考诸《千金方》，揭《伤寒论》之全文。而白虎汤加人参汤，作白虎汤是也。今从之。

《伤寒论》中，白虎汤之证不具也，《千金方》举其证也备矣，今从之。

辨误

《名医别录》言石膏性大寒，自后医者怖之，遂至于置而不用焉。仲景氏举白虎汤之证曰：无大热。越婢汤之证亦云。而二方主用石膏。然则仲景氏之用药，不以其性之寒热也，可以见已。余也笃信而好古，于是乎为渴家而无热者，投以石膏之剂，病已而未见其害也。方炎暑之时，有患大渴引饮而渴不止者，则使其服石膏末，烦渴顿止，而不复见其害也。石膏之治渴而不足怖也，斯可以知已。

陶弘景曰石膏发汗，是不稽之说。而不可以为公论。仲景氏无斯言，意者陶氏用石膏，而汗出即愈。夫毒药中病，则必瞑眩也。瞑眩也，则其病从而除，其毒在表则汗，在上则吐，在下则下。于是乎有非吐剂而吐，非下剂而下，非汗剂而汗者，是变而非常也。何法之为？譬有盗于梁上，室人交索之。出于右，则顺而难逃。逾于左，则逆而易逃。然则虽逆乎？从其易也，毒亦然。仲景曰：与柴胡汤，必蒸蒸而振，却发热汗出而解。陶氏所谓石膏发汗，盖亦此类也已。陶氏不知，而以为发汗之剂。不亦过乎？

后世以石膏为峻药，而怖之太甚，是不学之过也。仲景氏之用石膏，其量每多于他药，半斤至一斤，此盖以其气味之薄故也。余尝治青山侯臣蜂大夫之病，其证平素毒着脊上七椎至十一椎，痛不可忍，发则胸膈烦闷而渴，甚则冒而不省人事，有年数矣。一日大发，众医以为大虚，为作独参汤，贴二钱，日三服。六日未知也，医皆以为必死，于是家人召余诊之。脉绝如死状，但诊其胸，微觉有烦闷状，乃作石膏黄连甘草汤与之。一剂之重三十五钱，以水一盏六分，煮取六分，顿服，自昏至晓，令三剂尽，通计一百有五钱，及晓，其证犹梦而顿觉。次日余辞而归京师，病客曰：一旦诀别，吾则不堪，请与君行，朝夕于左右，遂俱归京师。为用石膏如故，居七八十许日而告瘳。石膏之非峻药而不可怖也，可以见焉尔。

品考

石膏　本邦处处出焉。加州、奥州最多。而有硬软二种。软者上品也。《别录》曰：细理白泽者良。雷敩曰：其色莹净如水精。李时珍曰：白者洁净细文，短密如束针。为则曰：采石药之道，下底为佳，以其久而能化也。采石膏于其上头者，状如米糕。于其下底者，莹净如水精，此其上品也。用之之法，唯打碎之已。近世火煅用之，此以其性为寒故也。臆测之为也，余则不取焉。大凡制药之法，制而倍毒则制之。去毒则不，是毒外无能也。诸药之下，其当制者，详其制也，不制者不，下皆效之。

滑　石

主治小便不利也，旁治渴也。

考征

猪苓汤证曰：渴欲饮水，小便不利。

以上一方，滑石一两。

上此一方，斯可见滑石所主治也。滑石白鱼散证曰：小便不利。蒲灰散证曰：小便不利。余未试二方，是以不取征焉。

互考

余尝治淋家，痛不可忍而渴者，用滑石矾甘散，其痛立息。屡试屡效，不可不知也。

品考

滑石　和、汉共有焉，处处山谷多出之也。软滑而白者，入药有效。宗奭曰：滑石今之画石，因其软滑，可写画也。时珍曰：其质滑腻，故以名之。

芒　硝

主软坚也，故能治心下痞坚、心下石硬、小腹急结、结胸、燥屎大便硬，而旁治宿食腹满、小腹肿痞之等诸般难解之毒也。

考征

大陷胸汤证曰：心下痛，按之石硬。

以上一方，芒硝一升，分量可疑。故从《千金方》大陷胸丸，作大黄八两、芒硝五两。

大陷胸丸证曰：结胸，项亦强。

以上一方，芒硝半斤，分量亦可疑，故从《千金方》作五两。

调胃承气汤证曰：腹胀满。又曰：大便不通。又曰：不吐不下心烦。

以上一方，芒硝半斤，分量亦可疑。今考《千金方》《外台秘要》，此方无有焉。故姑从桃核承气汤以定芒硝分量。

柴胡加芒硝汤证，不审备也。说在互考中

以上一方，芒硝六两。

大承气汤证曰：燥屎。又曰：大便硬。又曰：腹满。又曰：宿食。

大黄牡丹汤证曰：小腹肿痞。

木防己去石膏加茯苓芒硝汤证曰：心下痞坚云云。复与不愈者。

以上三方，芒硝皆三合。

大黄硝石汤证曰：腹满。

以上一方，硝石四两。

橘皮大黄朴硝汤证曰：鲙[①] 食之，在心胸间不化，吐复不出。

桃核承气汤证曰：少腹急结。

以上二方，朴硝、芒硝皆二两。

硝矾散证曰：腹胀。

以上一方，硝石等分。

上历观此数方，芒硝主治坚块明矣，有软坚之功也。故旁治宿食腹满、少腹肿痞之等诸般难解者也。

互考

柴胡加芒硝汤，是小柴胡汤而加芒硝者也。而小柴胡汤主治胸胁苦满，不能治其块，所以加芒硝也。见人参辨误中说，则可以知矣。

品考

硝石　和、汉无别。朴硝、芒硝、硝石，本是一物，而各以形状名之也，其能无异，而芒硝之功胜矣，故余家用之。

甘　草

主治急迫也。故治里急、急痛、挛急。而旁治厥冷、烦躁、冲逆

---

① 鲙：同"脍"，细切肉。

之等诸般迫急之毒也。

考征

芍药甘草汤证曰：脚挛急。

甘草干姜汤证曰：厥，咽中干，烦躁。

甘草泻心汤证曰：心烦不得安。

生姜甘草汤证曰：咽燥而渴。

桂枝人参汤证曰：利下不止。

以上五方，甘草皆四两。

芍药甘草附子汤证不具也。说在互考中

甘麦大枣汤证曰：脏躁，喜悲伤欲哭。

以上二方，甘草皆三两。

甘草汤证曰：咽痛者。

桔梗汤证不具也。说在互考中

桂枝甘草汤证曰：叉手自冒心。

桂枝甘草龙骨牡蛎汤证曰：烦躁。

四逆汤证曰：四肢拘急，厥逆。

甘草粉蜜汤证曰：令人吐涎，心痛发作有时，毒药不止。

以上六方，甘草皆二两。

上八方，甘草二两、三两，而亦四两之例。

苓桂甘枣汤证曰：脐下悸。

苓桂五味甘草汤证曰：气从小腹上冲胸咽。

小建中汤证曰：里急。

半夏泻心汤证曰：心下痞。

小柴胡汤证曰：心烦。又云：胸中烦。

小青龙汤证曰：咳逆倚息。

黄连汤证曰：腹中痛。

人参汤证曰：逆抢心。

旋覆花代赭石汤证曰：心下痞硬，噫气不除。

乌头汤证曰：疼痛不可屈伸。又云：拘急不得转侧。

以上十方，甘草皆三两。

排脓汤证。阙。说在桔梗部

调胃承气汤证曰：不吐，不下，心烦。

桃核承气汤证曰：其人如狂。又云：少腹急结。

桂枝加桂汤证曰：奔豚，气从少腹上冲心。

桂枝去芍药加蜀漆龙骨牡蛎汤证曰：惊狂，起卧不安。

以上五方，甘草皆二两。

上历观此诸方。无论急迫，其他曰痛、曰厥、曰烦、曰悸、曰咳、曰上逆、曰惊狂、曰悲伤、曰痞硬、曰利下，皆甘草所主，而有所急迫者也。仲景用甘草也，其急迫剧者，则用甘草亦多；不剧者，则用甘草亦少。由是观之，甘草之治急迫也明矣。古语曰：病者苦急，急食甘以缓之。其斯甘草之谓乎？仲景用甘草之方甚多，然其所用者，不巡①前证，故不枚举焉。凡征多而证明者，不枚举其征，下皆效之。

互考

甘草汤证曰：咽痛者，可与甘草汤；不瘥者，与桔梗汤。凡其急迫而痛者，甘草治之；其有脓者，桔梗治之。今以其急迫而痛，故与甘草汤；而其不瘥者，已有脓也，故与桔梗汤。据此推之，则甘草主治，可得而见也。

芍药甘草附子汤，其证不具也。为则按：其章曰发汗病不解，反恶寒。是恶寒者，附子主之；而芍药、甘草，则无主证也。故此章之

---

① 巡：裘本、人卫本皆作"过"。

义，以芍药甘草汤。脚挛急者，而随此恶寒，则此证始备矣。

为则按：调胃承气汤、桃核承气汤，俱有甘草。而大小承气汤、厚朴三物汤，皆无甘草也。调胃承气汤证曰：不吐，不下，心烦。又曰：郁郁微烦。此皆其毒急迫之所致也。桃核承气汤证曰：或如狂，或少腹急结，是虽有结实，然狂与急结，此皆为急迫，故用甘草也。大小承气汤、厚朴三物汤、大黄黄连泻心汤，俱解其结毒[①]耳。故无甘草也，学者详诸。

辨误

陶弘景曰：此草最为众药之主。孙思邈曰：解百药之毒。甄权曰：诸药中，甘草为君，治七十二种金石毒，解一千二百般草木毒，调和众药有功。呜呼！此说一出，而天下无复知甘草之本功，不亦悲哉？若从三子之说，则诸凡解毒，唯须此一味而足矣！今必不能，然则其说之非也，可以知已。夫欲知诸药本功，则就长沙方中，推历其有无多少，与其去加，引之于其证，则其本功，可得而知也。而长沙方中，无甘草者居半，不可谓众药之主也，亦可以见已。古语曰：攻病以毒药。药皆毒，毒即能。若解其毒，何功之有？不思之甚矣。学者察诸。夫陶弘景、孙思邈者，医家之俊杰，博洽之君子也，故后世尊奉之至矣。而谓甘草众药之主，谓解百药之毒，岂得无征乎？考之长沙方中，半夏泻心汤本甘草三两，而甘草泻心汤更加一两，是足前为四两，而误药后用之，陶、孙盖卒尔见之，谓为解药毒也。呜呼！夫人之过也，各于其党[②]。故观二子之过，斯知尊信仲景之至矣。向使陶、孙知仲景误药后，所以用甘草，与不必改其过何也？陶、孙诚俊杰也，俊杰何为文其过乎？由是观之，陶、孙实不知甘草之本功也，亦后世之不幸哉！

---

① 结毒：裘本作"结"。
② 党：裘本作"常"。

东垣李氏曰：生用则补脾胃不足，而大泻心火；炙之则补三焦元气，而散表寒。是仲景所不言也。五脏浮说，战国以降，今欲为疾医乎？则不可言五脏也。五脏浮说，战国以降，不可从也。

品考

甘草　华产上品，本邦所产者，不堪用也。余家唯锉用之也。

黄　芪

主治肌表之水也。故能治黄汗、盗汗、皮水。又旁治身体肿或不仁者。

考征

芪芍桂枝苦酒汤证曰：身体肿，发热，汗出而渴。又云：汗沾衣，色正黄如柏^①汁。防己黄芪汤证曰：身重、汗出恶风。

以上二方，黄芪皆五两。

防己茯苓汤证曰：四肢肿，水气在皮肤中。

黄芪桂枝五物汤证曰：身体不仁。

以上二方，黄芪皆三两。

桂枝加黄芪汤证曰：身常暮盗汗出者。又云：从腰以上必汗出，下无汗，腰髋弛痛，如有物在皮中状。

以上一方，黄芪二两。

黄芪建中汤证不具也。

以上一方，黄芪一两半。

上历观此诸方，黄芪主治肌表之水也。故能治黄汗、盗汗、皮水。又能治身体肿或不仁者，是肿与不仁，亦皆肌表之水也。

---

① 柏：裴本作"药"。

互考

芪芍桂枝苦酒汤、桂枝加黄芪汤，同治黄汗也。而芪芍桂枝苦酒汤证曰：汗沾衣，是汗甚多也。桂枝加黄芪汤证曰：腰以上必汗出、下无汗，是汗少也。以此考之，汗之多少，即用黄芪多少，则其功的然可知矣。

防己黄芪汤、防己茯苓汤。同治肌肤水肿也，而黄芪有多少。防己黄芪汤证曰：身重汗出。防己茯苓汤证曰：水气在皮肤中，此随水气多少，而黄芪亦有多少。则黄芪治肌表之水明矣。故芪芍桂枝苦酒汤、桂枝加黄芪汤，随汗之多少，而用黄芪亦有多少也。

黄芪桂枝五物汤证曰：身体不仁。为则按：仲景之治不仁，虽随其所在，处方不同。而历观其药，皆是治水也。然则不仁，是水病也。故小腹不仁、小便不利者，用八味丸以利小便，则不仁自治。是不仁者，水也。学者思诸。

防己黄芪汤，《金匮要略》载其分量与《外台秘要》异。为则夷考其得失，《外台秘要》古，而《金匮要略》不古矣。故今从其古者也。

辨误

余尝读本草载黄芪之功。陶弘景曰：补丈夫虚损、五劳羸瘦、益气。甄权曰：主虚喘，肾衰耳聋，内补。嘉谟曰：人参补中，黄芪实表也。余亦尝读《金匮要略》，审仲景之处方，皆以黄芪治皮肤水气，未尝言补虚实表也。为则尝闻之，周分置医，职四焉：曰食医、曰疾医、曰疡医、曰兽医。夫张仲景者，盖古疾医之流也。夫陶弘景尊信仙方之人也。故仲景动言疾病，而弘景动论养气，谈延命，未尝论疾病。后世之喜医方者，皆眩其俊杰，而不知其有害于疾医也。彼所尊信而我尊信之，滔滔者天下皆是也，岂不亦悲哉？夫逐奔兽者，不见大山。嗜欲在外，则聪明所蔽。故其见物同，而用物之异。仲景主疾病者也，弘景主延命者也；仲景以黄芪治水气，弘景以之补虚。夫药者，毒也。毒药何补之为，是以不补而为补，以不补而为补，是其聪明为延命之欲所蔽也。古语曰：邪气盛则实，精气夺则虚。夫古所谓虚实者，以其常而言之也。昔者常无者，今则有之，则是实也；昔者常有者，今则无之，则是虚也。邪者，常无者也；精者，常有者也。故古所谓实者，病也；而虚者，精也。因病而虚，则毒药以解其病，毒而复其故也；非病而虚，则非毒药之所治也，以谷肉养之。故曰攻病以毒药，养精以谷肉果菜。今试论之。天寒肌肤粟起，当此时服黄芪而不已也，以衣衾则已，以衣衾而不已也，啜粥而已，无他，是非病而精虚也。若乃手足拘急恶寒，是与衣衾而不已也，啜粥而不已也，与毒药而已也，无他，是邪实也。呜呼！仲景氏哉？信而有征，此孔子所以非法言不敢道也，甄权、嘉谟不言疾医之法言也，抑亦弘景祸之矣。言必以仙方，必以阴阳，此芪功之所以不著也。

品考

黄芪 汉土、朝鲜、本邦皆产也。汉土出绵上者，以为上品，其他皆下品也。其出朝鲜、本邦者，亦皆下品也。今华舶之所载而来者，多是下品，不可不择也。凡黄芪之品，柔软、肉中白色，润泽味甘，是为上品也。锉用。

人　参

主治心下痞坚、痞硬、支结也。旁治不食呕吐、喜唾、心痛、腹痛、烦悸。

考征

木防己汤证曰：心下痞坚。

以上一方，人参四两。

人参汤证曰：心中痞；又曰：喜唾，久不了了。

桂枝人参汤证曰：心下痞硬。

半夏泻心汤证曰：呕而肠鸣，心下痞。

生姜泻心汤证曰：心下痞硬，干噫食臭。

甘草泻心汤证曰：心下痞硬而满，干呕，心烦。又曰：不欲饮食、恶闻食臭。

小柴胡汤证曰：默默不欲饮食，心烦，喜呕。又云：胸中烦。又云：心下悸。又云：腹中痛。

大半夏汤证曰：呕而心下痞硬。

茯苓饮证曰：气满，不能食。

干姜黄连黄芩人参汤证曰：食入口即吐。

桂枝加芍药生姜人参新加汤证不具也。说在互考中

六物黄芩汤证曰：干呕。

白虎加人参汤证不具也。说在互考中

生姜甘草汤证曰：咳唾涎沫不止。

以上十四方，人参皆三两。

柴胡桂枝汤证曰：心下支结。

干姜人参半夏丸证曰：呕吐不止。

四逆加人参汤证不具也。说在互考中

以上三方，其用人参者，或一两半，或一两，而亦三两之例。

附子汤证不具也。说在互考中

黄连汤证曰：腹中痛，欲呕吐。

旋覆花代赭石汤证曰；心下痞硬，噫气不除。

大建中汤证曰：心胸中大寒痛，呕不能饮食。

以上四方，人参皆二两。

上历观此诸方，人参主治心下结实之病也，故能治心下痞坚、痞

硬、支结，而旁治不食、呕吐、喜唾、心痛腹痛烦悸，亦皆结实而所致者，人参主之也。

为则按：人参、黄连、茯苓三味，其功大同而小异也。人参治心下痞硬而悸也，黄连治心中烦而悸也，茯苓治肉瞤筋惕而悸也，不可不知矣。

互考

木防己汤条曰：心下痞坚，愈复发者，去石膏、加茯苓芒硝汤主之。是人参芒硝，分治心下痞硬之与痞坚也。于是乎可见古人用药不苟也。盖其初，心下痞坚犹缓，谓之痞硬亦可，故投以人参也。复发不愈，而痞之坚必矣，故投以芒硝也。半夏泻心汤，脱硬字也。甘草泻心汤，此方中倍甘草。生姜泻心汤，加生姜之汤也。而共云治心下痞硬，则此方脱硬字也明矣。

吴茱萸汤、茯苓饮、干姜黄连黄芩人参汤、六物黄芩汤、生姜甘草汤，皆人参三两。而云治咳唾涎沫、呕吐下利，不云治心下痞硬。于是综考仲景治咳唾涎沫，呕吐下利方中，其无人参者，有①居八九。今依人参之本例，用此五汤施之于心下痞硬，而咳唾涎沫呕吐下利者，其应如响也。由是观之，五汤之证，壹是皆心下痞硬之毒也矣。

桂枝加芍药生姜人参新加汤，其证不具也。其云：发汗后身疼痛，是桂枝汤证也；然则芍药、生姜、人参之证，阙也。说在《类聚方》。

白虎加人参汤四条之下，俱是无有人参之证。盖张仲景之用人参三两，必有心下痞硬之证。此方独否。因此考核《千金方》《外台秘要》，共作白虎主之，故今尽从之。干姜人参半夏丸，依本治之例，

---

① 有：裘本、人卫本作"十"。

试推其功。心下有结实之毒，而呕吐不止者，实是主之。大抵与大半夏汤之所主治也大同小异，而有缓急之别。

四逆加人参汤，其证不具也。恶寒脉微而复利，是四逆汤之所主，而不见人参之证也。此方虽加人参仅一两，无见证，则何以加之？是脱心下之病证也明矣。附子汤证不具也。此方之与真武汤，独差一味，而其于方意也，大有迳庭。附子汤，术、附君药，而主身体疼痛，或小便不利，或心下痞硬者。真武汤，茯苓、芍药君药，而主肉瞤筋惕，拘挛呕逆，四肢沉重疼痛者。

旋覆花代赭石汤，其用人参二两，而有心下痞硬之证，此小半夏汤加减之方也。二两疑当作三两也。

辨误

甄权曰：参补虚。误矣，此言一出，流毒千载。昔者张仲景之用参也，防己汤莫多焉。其证曰：支饮喘[①]满、心下痞坚、面色黧黑。未尝见言补虚者也。又曰：虚者即愈，实者三日复发。复与而不愈者，去石膏、加茯苓芒硝汤主之。此其所由误者乎？则有大不然。盖汉以降，字诂不古者多矣，则难其解。古语曰：有为实也，无为虚也，故用防己汤。而心下痞坚已，虚而无者，则即愈也。虽则即愈也，心下痞坚，犹实而有者，三日复发，复与防己汤而不愈者，非特痞硬，即是坚也。非参之所主，而芒硝主之，故参如故，而加芒硝、茯苓。由是观之，不可谓参补虚也。孙思邈曰：无参，则以茯苓代之，此说虽误，然参不补虚，而治心下疾也，亦足以征耳。盖参补虚之说，始于甄权。滔滔者天下皆是，本草终引《广雅》五行，记是参之名义，而岂参之实乎，学者详诸。余读本草，至参养元气，未尝不发书而叹也。曰：呜呼可悲哉！人之惑也。所谓元气者，天地根元之

---

① 喘：裘本作"呕"。

一气也。动为阳，静为阴，阴阳妙合，斯生万物，命其主宰，曰造化之神也。而人也者，非造化之神也，故人生于人，而神不能生人，况于元气乎？夫人之元气也，免身之初，所资以生，医家所谓先天之气也。养之以谷肉果菜，所谓后天之气也。虽然，元气之说，圣人不言，故经典不载焉。战国以降，始有斯言。《鹖冠子》曰：天地成于元气。董仲舒《春秋繁露》曰：王正则元气和顺。扬雄《解嘲》曰：大气含元气。孔安国《虞书注》曰：昊天谓元气广大。《汉书·律历志》曰：大极元气，函为一。班固《东都赋》曰：降烟煴，调元气。此数者，皆言天地之元气，而非人之元气也。《素问》曰：天之大气举之，言系地于中而不坠也。又曰：三焦者，原气之别使。言皮肤毫毛之末，温缓之气也。此犹可言也。然论说之言也，于疾医何益之有？又曰：养精以谷肉果菜，是古之道也，未闻以草根木皮，而养人之元气，盖其说出于道家，道家所雅言延命长寿，故立元气以为极也。秦汉以降，道家降盛，而阴阳五行元气之说，蔓延不可芟，医道湮晦，职此之由，岂可不叹①哉！夫医术人事也，元气天事也，故仲景不言矣。养精以谷肉果菜，而人参养元气，未尝有言之。由此观之，其言养元气者，后世之说也，不可从矣。

东垣李氏曰：张仲景云：病患汗后，身热亡血，脉沉迟者，下利身凉，脉微血虚者，并加人参也。古人之治血脱者，益气也。血不自生，须生阳气。盖阳气生，则阴长而血乃旺也。今历考《伤寒论》中曰：利止亡血也，四逆加人参汤主之，李氏其据此言乎？然而加人参仅仅一两也。四逆加人参汤，更加茯苓，此为茯苓四逆汤，而不举血证，则人参之非为亡血也，可以见已。且也仲景治吐血、衄血、产后亡血，方中无有人参，则益足证也，李氏之说妄哉！自后苟有血脱者，则不审其证，概用人参，亦益妄哉！

---

① 叹：原作"欢"，据裘本改。

或问曰：吾子言仲景用人参治心下痞硬，而大黄黄连泻心汤之属，无有人参，岂亦有说乎？曰：有之。何子读书之粗也？大黄黄连泻心汤曰：心下痞，按之濡。其于人参，则诸方皆曰心下痞硬。硬濡二字，斯可以见其异矣。

品考

人参　出上党者，古为上品，朝鲜次之。今也，上党不出，而朝鲜亦少也。其有自朝鲜来者，味甘，非其真性。故试诸仲景所谓心下痞硬，而无效也，不可用矣。源顺《和名抄》云人参，此言久末乃伊。盖本邦之俗，谓熊胆为久末乃伊，而亦号人参，则以其味名也。由是观之，本邦古昔所用者，其味苦也亦明矣。今试取朝鲜之苗，而树艺诸本邦者，其味亦苦也。然则其苦也者，是人参之正味。而桐君雷公之所同试也，乃今余取产于本邦诸国者用之，大有效于心下痞硬。其产于本邦诸国者，五叶三桠，其于形状也，亦与所产于朝鲜同矣。产于本邦诸国者，于和州金峰者最良。去土气而锉用，谨勿杀苦也。

桔　　梗

主治浊唾肿脓也，旁治咽喉痛。

考征

排脓汤，证阙。

桔梗白散证曰：出浊唾腥臭，久久吐脓。

桔梗汤证曰：出浊唾腥臭，久久吐脓。

排脓散，证阙。

以上四方，其用桔梗者，或三两、或一两、或三分、或二分。

上四方者，皆仲景之方也，而排脓汤，以桔梗为君药也，不载其证。今乃历观其用桔梗诸方，或肺痈，或浊唾腥臭，或吐脓也。而以桔梗为君药者，名为排脓，则其排脓也明矣。

互考

排脓汤之证虽阙，而桔梗汤观之，则其主治明矣。桔梗汤证曰：出浊唾腥臭，久久吐脓。仲景曰：咽痛者，可与甘草汤，不瘥者，与桔梗汤也。是乃甘草者，缓其毒之急迫也。而浊唾吐脓，非甘草之所主，故其不瘥者，乃加桔梗也。由是观之，肿痛急迫，则桔梗汤；浊唾吐脓多，则排脓汤。

辨误

排脓汤及散，载在《金匮》肠痈部。桔梗汤及白散，亦有肺痈之言。盖肠痈、肺痈之论，自古而纷如也。无有明辨，欲极之而不能也。人之体中，不可见也。故谓无肺痈、肠痈者妄也，谓有肺痈、肠痈者亦妄也。凡吐下臭脓者，其病在胸也，而为肺痈。其病在腹也，而为肠痈，其亦可也。治之之法，不为名所拘，而随其证，是为仲景也。

品考

桔梗　处处出焉。药铺所鬻者，渐而白洁，脱其气味也，不可不择焉。唯去其土泥，而不杀其真性，是为良也。锉用。

术

主利水也。故能治小便自利、不利，旁治身烦疼、痰饮、失精、眩冒、下利、喜唾。

考征

天雄散，证阙。<small>说在互考中</small>

以上一方，术八两。

桂子附子去枝加术汤证曰：小便自利。

麻黄加术汤证曰：身烦疼。

越婢加术汤证曰：一身面目黄肿，其脉沉，小便不利。

附子汤证不具也。<small>说在互考中</small>

以上四方，术皆四两。

桂枝去桂加苓术汤证曰：小便不利。

人参汤证曰：喜唾。

桂枝人参汤证曰：利下不止。

茯苓泽泻汤证不具也。<small>说在《类聚方》</small>

茯苓饮证曰：心胸中有停痰宿水，自吐出水。

以上五方，术皆三两。

甘草附子汤证曰：小便不利。

真武汤证曰：小便不利，四肢沉重疼痛，自下利。

苓姜术甘汤证曰：小便自利。

苓桂术甘汤证曰：小便自利。

苓桂术甘汤证曰：心下有痰饮，又云头眩。

泽泻汤证曰：其人苦冒眩。

枳术汤证不具也。<small>说在互考中</small>

茯苓戎盐汤证曰：小便不利。

以上七方，术皆二两。

五苓散证曰：小便不利。

以上一方，术十八铢，而三两之例。

上历观此诸方，无论小便之变。其他曰饮、曰痰、曰身烦疼、曰喜唾、曰冒眩，亦皆水病也。凡小便不利而兼若证者，用术而小便通，则诸证乃治。由是观之，术之利水也明矣。

互考

天雄散。《金匮要略》载在桂枝加龙骨牡蛎汤条后，而不载其证。而李时珍作《本草纲目》曰：此仲景治男子失精之方也。然则旧有此证，而今或脱也。男子失精、女子梦交，桂枝龙骨牡蛎汤主之。下当云：天雄散亦主之。以余观之，时珍之见，而岂以术、附为治失精梦交乎？此则观于本草，可以知耳。夫失精、梦交，水气之变也，故以术为主药也。

《金匮要略》白术附子汤，即《伤寒论》中桂枝附子去桂加术汤，而分量减其半也。盖术别苍白，非古也。故今称方名，从《伤寒论》焉。《外台秘要》术附汤，亦同方。而分量非古也，皆不可从焉！

附子汤证，不具也。此方之于真武汤，倍加术、附，以参代姜者也。而真武汤证，有小便不利、或疼痛、或下利。此方倍加术、附，则岂可无若证乎？其证阙也明矣。

枳术汤、桂姜枣草黄辛附汤二方，《金匮要略》所载。同其因与证，而不可别焉；今审其方剂，桂姜枣草黄辛附汤，其方合桂枝去芍药，及麻黄、附子、细辛也。而桂枝去芍药汤，主头痛、发热、恶风、有汗等证，而腹中无结实者也。麻黄附子细辛汤证曰：少阴病，发热。为则按：所谓少阴病者，恶寒甚者也，故用附子，附子主恶寒也。依二汤之证推之，心下坚大而恶寒，发热上逆者，桂姜枣草黄辛附汤主之。术主利水也，是以心下坚大而小便不利者，枳术汤主之。夫秦、张之治疾也，从其证而不取因矣。因者，想像也，以冥冥决事，秦张所不取也，故其能治疾也。在方中其证矣，斯不知其方意，则未能中其证也。其知其方意，在知药能也，能知药能，而后始可与言方已。

辨误

《本事方》许叔微曰：微患饮澼三十年，后左下有声，胁痛，食减，嘈杂，饮酒半杯即止，十数日必呕酸水数升，暑月止右边有汗，左边绝无。自揣必有澼囊，如水之有科臼，不盈科不行。但清者可行，而浊者停滞，无路以决之，故积至五六日必呕而去。脾土恶湿，而水则流湿，莫若燥脾以去湿，崇土以填科臼，乃悉屏诸药，只以苍术麻油大枣丸，服三月而疾除。自此常服，不呕不痛，胸膈宽利，饮啖如故。为则按：仲景用术治水，而不云去湿补脾也；许氏则以术为去湿补脾，而不云其治水。何其妄哉？许氏之病水变，故得术能治也。人云许氏能治其湿痰，余戏之曰：非许自能治其病，而术能治许病也。何则？许氏之所说，以不可见为见，而以不可知为知也。空理惟依，古人则不然，有水声吐水，则为水治之。是可知而知之，可见而见之实事。惟为此谓知见之道也，故有许氏之病者，用术、附以逐其水，其效如神。呜呼！仲景之为方也，信而有征。由是观之，许之病已也，非许之功，而术之功也。

品考

术　宗奭曰：古方及《本经》，止单言术，而未别苍白也。陶隐居言有两种，而后人往往贵白术而贱苍术也。为则曰：华产两种，其利水也，苍胜于白，故余取苍术也。本邦所出，其品下而功劣也。锉用。

白 头 翁

主治热利下重也。

考征

白头翁汤

证曰：热利下重。又曰：下利，欲饮水。

白头翁加甘草阿胶汤证曰：下利。

以上二方，白头翁皆三两。

夫仲景用白头翁者，特治热利，而他无所见矣。为则按：若热利渴而心悸，则用白头翁汤也，加之血证，及急迫之证，则可用加甘草阿胶汤也。

品考

白头翁　和、汉无别。

卷 中

黄 连

主治心中烦悸也。旁治心下痞、吐下、腹中痛。

考征

黄连阿胶汤证曰：心中烦，不得卧。

以上一方，黄连四两。

黄连汤证曰：胸中有热，腹中痛，欲呕吐。

干姜黄连黄芩人参汤证曰：吐下。

葛根黄连黄芩汤证曰：利遂不吐。

白头翁汤证曰：下利，欲饮水。

以上四方，黄连皆三两。

大黄黄连泻心汤证曰：心下痞，按之濡。

泻心汤证曰：心气不足。

附子泻心汤证曰：心下痞。

以上三方，黄连皆一两，而亦三两之例。

上历观此诸方，黄连治心中烦悸也明矣。故心中烦悸而痞者、吐者、利者、腹痛者，用此皆治也。此外用黄连一两方多，其比余药分量差少，但举心胸之微疾，不足取而征焉，故不枚举也。

互考

张仲景用黄连。其证与人参、茯苓，大同而小异。说在人参部。

黄连阿胶汤证曰：心中烦。此方黄连为君，而有心中烦之证，斯可以见其主治矣。泻心汤证曰：心气不足，而吐血衄血者，泻心汤主之。既云不足，又云泻心，此后世论说之所由起也；然《千金方》不足作不定，斯仲景之古也。而不定者，烦悸之谓也。凡病心中烦悸、心下痞，按之濡者，用此汤皆治也。由是观之，所谓不定者，烦悸之谓也。

辨误

夫万物生于天也，故天命之谓性。性唯一也，其能亦唯一也，谓之良能。然其有多能者，性之所枝而岐也，非性之本也，谓之赢能。人之眩赢能，而谓性多能者多矣。余尝读本草，举其主治甚多。夫主治也者，性之能也。一物一性，岂有此多能哉？今近取譬于人之多能乎？夫人之性也，有任焉者，有清焉者，有和焉者，有直焉者，虽圣人不可移易也；而有多能焉，有无能焉，多能非求于天性之外而成焉，无能非求于天性之中而无焉。人其性而用之，则多能也，是善于用其性者也，非由天性而多能也，故天性任焉者，用而多能，则尽其性之任而已。任之外，无有其能也。清则清，和则和，直则直，从性之一而贯之，不可移易也。亦有学而修之，以成其多能者，若天性然，然非去性而然，亦与性成者也。此所以论于人之道，而非所以论于草根木皮也。夫善于用人性之能者若彼，而况于草根木皮乎？性之外，无有多能，而一草何多能之有？夫黄连之苦，治心烦也，是性之为能也，张仲景用焉，而治心下痞、呕吐、下利之证也，是性之所枝而岐也。故无心烦之状者，试之无效；如心烦者，其应如响。仲景治心下痞，呕吐、下利，其方用黄连者甚多，斯亦可以征也。由是观之，黄连主治心烦也，本草之谬也明矣。黄连之能多乎哉？不多也。

品考

黄连　处处出焉，出于本邦越中者，为上品，世所谓加贺黄连是也。贪利之贾，或以郁金色之，不可不择也。锉用。

黄　芩

治心下痞也，旁治胸胁满、呕吐、下利也。

考征

黄芩汤证曰：自下利。

六物黄芩汤证不具也。说在互考中

干姜黄连黄芩人参汤证曰：吐下。

小柴胡汤证曰：胸胁苦满。

大柴胡汤证曰：心下痞硬，呕吐而下利。

柴胡姜桂汤证曰：胸胁满，微结，心烦。

葛根黄连黄芩汤证曰：利遂不止。

半夏泻心汤证曰：呕而肠鸣，心下痞。

以上八方，黄芩皆三两。

柴胡桂枝汤证曰：微呕，心下支结。

泻心汤证曰：心下痞。

附子泻心汤证曰：心下痞。

以上三方，黄芩或一两，或一两半，而亦三两之例。

上历观此诸方，黄芩主治心下之病也。若呕吐者，若下利者，有心下痞之证也，则得黄芩即治矣。其无此证者，终无效焉。无他，治心下痞也。

互考

黄芩汤条曰：太阳与少阳合病，自下利者主之。盖六经也者，疾医之所不言也。而其有六经之言，则后人所搀入焉，故不取焉。以他例推之，心下痞、腹强急而下利者，此汤主之。为则每对若证，即用此汤，其应如响，学者审诸。

六物黄芩汤，其证不具也。此方半夏泻心汤，而去黄连、甘草加桂枝者也。张仲景用人参、黄芩也，于心下痞而硬者也。然则心下痞硬干呕下利者，此汤主之。其无此证，则终无效也。学者审诸。

辨误

世医笃信本草。以芩、连为寒药，其畏之也如虎野狼焉，不思之甚矣。夫本草论药之寒热温凉，终不一定。彼以为温，则是以为热；甲以为寒，则乙以为凉。果孰是而孰非乎？盖医者之于用药也，譬犹武夫用兵，武夫而畏兵，不可以为武夫也。医亦然，毒药各有其能，各主一病，苟有其证者而不用之，则终不治也。所以不畏焉，此而畏之，则何以医为也？张仲景用黄芩也，治心下痞而已，无有他能。故心下痞，而呕吐下利，则用之即治矣。世医不深察，妄以为呕吐下利之主药，可悲也夫！

品考

黄芩　处处出焉。出汉土者，此为上品也；出朝鲜者次之。出本邦者，下品也。锉用。

柴　胡

主治胸胁苦满也。旁治寒热往来、腹中痛、胁下痞硬。

考征

小柴胡汤证曰：胸胁苦满，往来寒热。又云：腹中痛。又云：胁下痞硬。

柴胡加芒硝汤证曰：胸胁满。

柴胡去半夏加瓜蒌汤证不具也。说在互考中

柴胡姜桂汤证曰：胸胁满，微结。又云：往来寒热。

大柴胡汤证曰：心下急，郁郁微烦。又曰：往来寒热。又曰：心下满痛。

以上五方，柴胡皆八两。

柴胡桂枝汤证曰：心下支结。

以上一方，柴胡四两而八两之例。

上历观此诸方，柴胡主治胸胁苦满也。其他治往来寒热、或腹中痛、或呕吐、或小便不利，此一方之所主治，而非一味之所主治也。为则按：《伤寒论》中，寒热、腹痛、呕吐、小便不利，而不用柴胡者多矣。胸胁苦满而有前证，则柴胡主焉。此可以见柴胡之所主治也。

互考

柴胡去半夏加瓜蒌汤，其证不具也。以渴，故代半夏以瓜蒌也。今试诸世所谓疟疾，胸胁苦满而渴者，甚有效焉。其无有胸胁苦满证，则终不知也。然则胸胁苦满证，其脱也明矣。

辨误

《本草纲目》柴胡部中，往往以往来寒热为其主治也。夫世所谓疟疾，其寒热往来也剧矣；而有用柴胡而治也者，亦有不治也者。于是质之仲景氏之书，其用柴胡也，无不有胸胁苦满之证。今乃施诸胸胁苦满而寒热往来者，其应犹响之于声，非直疟也，百疾皆然。无胸胁苦满证者，则用之无效焉。然则柴胡之所主治，不在彼而在此。

品考

柴胡　处处出焉。本草以产于银州银县者为上品也。本邦药铺所鬻者有二品。曰镰仓柴胡，曰河原柴胡也。盖河原柴胡者，非柴胡之种也，不可用焉。镰仓柴胡者尤佳，去须及头，以粗布拂拭之，锉而用焉。雷敩、陈子承，称柴胡香气甚矣。而本邦之产，比诸产汉土者，形状则同，气味则薄，因稽诸说。嫩则香美也，老则不也。张元素曰：气味俱清，故今用镰仓柴胡也。

贝　母

主治胸膈郁结、痰饮也。

考征

桔梗白散证曰：时出浊唾腥臭，久久吐脓。

以上一方，贝母三分。

仲景氏用贝母也，特此一方已然。考之本草，古人用贝母，主治郁结痰饮，旁治咳嗽、乳汁不下也。乃与仲景氏治浊唾腥臭，其归一也已。其功于桔梗，大同而小异也。

品考

贝母　用自汉土来者也，锉用焉。今本邦间亦出焉，不异于汉土产也。

细　辛

主治宿饮停水也。故治水气在心下而咳满、或上逆、或胁痛。

考征

小青汤证曰：心下有水气，干呕，发热而咳。

苓甘五味姜辛汤证曰：咳，胸满。

以上二方，细辛皆三两。

麻黄附子细辛汤证不具也。说在互考中

大黄附子汤证曰：胁下偏痛。

桂姜草枣黄辛附汤证曰：心下坚大如盘，边如旋杯。

以上三方，细辛皆二两。

上历观此诸方。其咳者，上逆者，胸满者，胁痛者，心下坚大者，胸胁心下宿饮停水而所致也，用细辛则水饮去，而其证已。可以见其所主治也。

互考

麻黄附子细辛汤条，特云少阴病反发热，而不举余证。为则按：六经也者，是后人之搀入，而非仲景之古也。所谓少阴病者，踡卧、小便清利也。踡卧者，恶寒甚也；恶寒者，水病也。仲景氏之治恶寒也，其用附子者居多。又其言曰：术、附并走皮中逐水气也。由是观之，恶寒之为水气也明矣。其喘而恶寒，有痰饮之变者，此方主之。桂姜草枣黄辛附汤证，证不具也。说在术条下，故不复赘焉。

辨误

今之为医者，其用药也，瞑眩则栗，遽转其方，何无特操之甚也。《书》曰：若药弗瞑眩，厥疾弗瘳。余每读书到于此，未尝不废书抵掌而叹[1]。圣哲之言，信而有征也。仲景之为方也，亦有征矣！请举其一二。苓甘五味姜辛夏汤条曰：咳满即止，而更复渴，冲气复发者，以细辛、干姜也。而仍用细辛、干姜，此非审知此毒，而治此疾者，孰能之为？呜呼！仲景哉！术附汤条曰：其人如冒状，勿怪。即是术附并走皮中逐水气，未得除故耳，此亦瞑眩之谓也。夫欲为仲景氏者，其要在知药之瞑眩，而疾乃瘳焉。而后就其方法，审其药功而已。为则从事于此，审试诸药，本草所谓大毒者，其不彻疾也，不瞑眩。所谓无毒者，亦中肯綮也，必瞑眩。瞑，眩也，疾斯瘳也；余未见药弗瞑眩，而疾之为瘳者也。呜呼！圣哲之言，信而有征哉！学者思诸。

品考

细辛　本邦称云：真细辛者，即是也，洗去尘土，锉而用之，药铺间以杜衡充细辛也。不可不辨矣。

当归、芎䓖

仲景之方中，用当归、芎䓖者，其所主治，不可的知[2]也。今不敢凿从成方而用焉，是阙如之义也。

辨误

本草以当归、芎䓖治血，为产后要药。为则按：仲景氏治血方中，无此二药者多。而治他证之方中，亦有此二药。如奔豚汤、当归羊肉汤、酸枣仁汤类是也。由是观之，不可概为治血之药也。

---

① 叹：原作"欢"，据袭本改。
② 不可的知：袭本作"不可不知"。

品考

当归 江州伊歙山所产。其味辛，同汉土所产。而和州所产味甘，此以粪土培养之者也，不可用矣。孙思邈曰：无当归，以芎藭代之。今试尝和州当归，其味大不似芎藭也。伊歙当归则似焉，故用之也。

芎藭出本邦丰后州者上品也。

芍　药

主治结实而拘挛也。旁治腹痛头痛、身体不仁、疼痛腹满、咳逆下利肿脓。

考征

桂枝加芍药汤证曰：腹满时痛。

小建中汤证曰：腹中急痛。

桂枝加大黄汤证曰：大实痛。

以上三方，芍药皆六两。

枳实芍药散证曰：腹痛烦满。

排脓散，证阙。说在《类聚方》

以上二方，芍药一方等分，一方六分。

芍药甘草汤证曰：脚挛急。

桂枝加芍药生姜人参新加汤证曰：身疼痛。

芎归胶艾汤证曰：腹中痛。

以上三方，芍药皆四两。

芍药甘草附子汤证不具也。说在互考中

以上一方，芍药三两，而亦四两之例。

小青龙汤证曰：咳逆。

大柴胡汤证曰：心下满痛。又曰：呕吐而下利。

附子汤证曰：身体痛。

真武汤证曰：腹痛。又云：沉重疼痛，自下利。又云：咳。

桂枝汤证曰：头痛。又曰：身疼痛。

乌头汤证曰：历节不可屈伸，疼痛。又曰：拘急。

黄芪桂枝五物汤证曰：身体不仁。

以上七方，芍药皆三两。

黄芩汤证曰：自下利。

柴胡桂枝汤证曰：肢节烦疼。

以上二方，用芍药，或二两，或一两半。而亦三两之例。

上历观此诸方，曰腹痛、曰头痛、曰腹满、曰咳逆、曰下利、曰排脓、曰四肢疼痛、曰挛急、曰身体不仁，一是皆结实而所致也。其所谓痛者，拘急也。若夫桂枝加芍药汤、小建中汤、桂枝加大黄汤，皆以芍药为主药，而其证如此。由是观之，主治结实而拘挛也明矣。

互考

小建中汤，《伤寒论》不备其证。是以世医不获方意，以为补剂，故其所施也，竟无效焉？为则按：此方出自芍药甘草汤，故主治诸病腹拘急而痛者也，学人正焉。芍药甘草附子汤，其条特举恶寒之证，此附子之所主也，而脱芍药、甘草之所主治也。其用甘草者，治毒急迫也。其用芍药者，治拘挛也。然则拘挛急迫而恶寒者，此汤主之。

真武汤、附子汤，特有生姜、人参之异。而所主治，则颇异也。真武汤，苓、芍为主。而附子汤，术、附为主也。二方所主治，斯可以见也已。

辨误

朱震亨曰：产后不可用芍药，以其酸寒伐生发之气也。李时珍曰：白芍药益脾，能于土中泻木，产后肝血已虚，不可更泻，故禁之。夫酸寒之药，盖不少矣。何独避芍药之为？世医雷同其说，不思之甚矣。诸药皆毒，毒而治毒，毒而不用毒，何治之有？《金匮要略》曰：产后腹痛，枳实芍药散主之。《千金方》曰：产后虚赢，腹中刺痛，当归建中汤主之。此皆芍药主药，而用之于产后也。且也张仲景芍药甘草汤、芍药甘草附子汤、桂枝加芍药汤，皆以芍药为主，而于血证无毫关涉焉，特治结实而拘挛已。若乃酸寒伐生发之气，及泻木之说，此凿空之论，而非疾医之用也。

品考

芍药　其种有二：曰木芍药也，曰草芍药也。木芍药是其真也，花容绰约，亦可爱也，余取之矣；服食家言，白花胜赤花，尝试其功，赤白惟均也。服食家之说，不可从矣。草芍药，世所谓宇多芍药也，不可用矣。

牡 丹 皮

仲景之方中，桂枝茯苓丸、八味丸、大黄牡丹皮汤，以上三方，虽有牡丹皮，而不以为主药也。如此之类，皆从其全方之主治而用之，如征姑阙焉，以俟之后君子也。

品考

牡丹皮　和、汉同。

茵 陈 蒿

主治发黄也。

考征

茵陈五苓散证曰：黄疸。

茵陈蒿汤证曰：心胸不安，久久发黄。

以上二方，茵陈蒿一方六两，一方十分。

上观此二方，茵陈蒿治发黄也明矣。

互考

或问曰：发黄之证，治之之方，其不用茵陈蒿者，间亦有之，如何？答曰：发黄，小便不利，或渴无余证者，茵陈五苓散主之。发黄，大便不通者，茵陈蒿汤主之。若乃一身尽黄，腹胀，大便必黑，时溏者，硝矾散主之。发黄，心中懊侬栀子大黄豉汤。发黄，腹满，小便不利，大黄硝石汤。发黄，头痛恶风，自汗出，桂枝加黄芪汤。发黄，呕逆，小半夏汤主之。发黄，胸胁苦满，小柴胡汤主之。发黄，腹中拘急，小建中汤主之。此皆随证而异方也。仲景氏之于茵陈蒿，特用之于发黄，无他病者而已。

辨误

世之医者，论黄疸为湿热，其以黄为土色也。无益于治，此不可从矣。

品考

茵陈蒿　和、汉无别。

艾

仲景之方中，芎归胶艾汤用艾，而非君药也。是以其所主治也，不可得而知矣。芎归胶艾汤，主治漏下、下血也，今从其成方而用之。

辨误

《名医别录》曰：艾可以灸百病。后人不审其证之可灸与否，一概行之，故罹其害也，盖不鲜矣。医者见之，以为不候寒热之过也，不审可否，则固已失之矣。论寒热，亦未为得也。灸者所以解结毒也，若夫毒着脊上，药之不知，下之不及，就其所着而灸之，其毒转而走腹，而后药之为达也。临其可灸之证也，我不终问其寒热，而未有逢其害焉。有灸而发热，是毒动也，世医以为灸误，非也。余于若证，灸而不止，其毒之散也，其热亦止，此即所谓瞑眩而瘳者也。凡艾之为用也，灸之与煎，其施虽异，而以其一物也。偶尔言及焉，灸家言禁穴颇多，余家不言之，一从《灵枢》，以结毒为腧也。大凡灸不止一日，乃至五日、七日，以多日为有效矣。一日暴之，十日寒之，我未见其能治者也。

品考

艾　处处出焉。所卖者，杂它物可正焉。

麻　黄

主治喘咳、水气也。旁治恶风、恶寒、无汗、身疼骨节痛、一身黄肿。

考征

麻黄汤证曰：身疼腰痛，骨节疼痛，恶风，无汗而喘。

甘草麻黄汤证曰：里水。

麻黄醇酒汤证曰：黄疸。

以上三方，麻黄四两，或三两，而为君药。

大青龙汤证曰：恶寒，身疼痛，不汗出而烦躁。

越婢汤证曰：恶风，一身悉肿。

越婢加术汤证曰：一身面目黄肿。

越婢加半夏汤证曰：其人喘，目如脱状。

以上四方，麻黄皆六两。

麻黄杏仁甘草石膏汤证曰：汗出而喘。

牡蛎汤证不具也。说在互考中

以上二方，麻黄皆四两。

葛根汤证曰：无汗恶风。

小青龙汤证曰：心下有水气，咳而微喘。

乌头汤证曰：历节疼痛。

以上三方，麻黄皆三两。

麻黄附子甘草汤证不具也。说在互考中

麻黄附子细辛汤证不具也。说在互考中

以上二方，麻黄二两。

上历观此数方，麻黄主治喘咳、水气也明矣。故其证而恶风恶寒、无汗身疼、骨节痛、一身黄肿者，用麻黄皆治也。

互考

甘草麻黄汤、麻黄醇酒汤，唯云里水、黄疸，而不审其证。为则按：黄家兼有喘咳、恶寒、骨节痛之证者，麻黄之所主治也。

牡蛎汤，此甘草麻黄汤而加牡蛎蜀漆方也，牡蛎治动气，蜀漆主逐水，然则世所谓疟疾，动气在上而喘者，此汤主之也。《外台秘要》特云牡疟，而不举其证，茫乎如舟行无津涯矣。麻黄附子甘草汤、麻黄附子细辛汤二方，其条所谓少阴病者，恶寒甚也，而有无汗之证，故用麻黄也。

辨误

甚矣，世医之怖麻黄也。其言曰：吾闻之麻黄能发汗，多服之则漉漉[①]汗出不止，是以不敢用焉。恶是何言也？譬怯者之于妖怪，足未尝踏其境，而言某地真出妖怪也。为则尝试麻黄之效，可用之证而用之，汗则出焉，虽当夏月，而无漉漉[②]不止之患。仲景氏言服麻黄后，覆取微似汗，宜哉，学者勿以耳食而饱矣。

品考

麻黄　本邦之产未闻，而亦有形状相似者，是木贼而非麻黄也。朱震亨、李时珍言其与麻黄同功，则学人试可乃已。甄权曰：根节止汗，试之无效也，不可从矣。仲景氏曰：先煮麻黄，去上沫，今汉舶所载而来者，煮之无上沫，共诸药煮之而可也。剉用。

地　黄

主治血证及水病也。

考征

八味丸证曰：小腹不仁。又曰：小便不利。

---

① 漉漉：袭本作"洒洒"。
② 漉漉：同上。

以上一方，地黄八两。

芎归胶艾汤证曰：漏下。又曰：下血。

以上一方，地黄六两。

三物黄芩汤证曰：在草蓐自发露得风，四肢苦烦热。

以上一方，地黄四两。

上历观此三方，主治血及水，而不及其他也。

互考

芎归胶艾汤、三物黄芩汤、八味丸，皆以地黄为君药。而二方言血证，一方言小便不利。胶艾汤方中，除地黄之外，有阿胶、当归、芎䓖，均是治血药也。三物黄芩汤，去地黄，则其余无治血药品也。由是观之，古人用地黄，并治血证水病也，核焉，且也施治之法不别血之与水亦明矣。

辨误

夫水之与血，其素同类也。亦唯赤则谓之血，白则谓之水耳。余尝读《内经》曰：汗者，血之余也。问曰：血之余，而汗白者何也？答曰：肺者，主皮毛也，肺色白也，故汗白也。此本于阴阳五行，而有害于疾医之道也。疾医之道，殊^①乎亡也？职斯之由^②，可悲也哉！夫汗之白也，血之赤也。其所以然，不可得而知也。刃之所触，其创虽浅，血必出也。暑热之酷，衣被之厚，汗必出也。一是皆历皮毛而出者，或为汗、或为血，故以不可知为不可知，置而不论，唯其毒所在而致治焉，斯疾医之道也。后世之医者，以八味丸为补肾剂，何其妄也？张仲景曰：脚气上入，少腹不仁者，八味丸主之；又曰：小便不利者；又曰：转胞病，利小便则愈；又曰：短气，有微饮，当从小

---

① 殊：袰本作"殆"。
② 职斯之由：袰本、人卫本作"职之斯由"。

便去之。一是皆以利小便为其功。书云：学于古训乃有获。呜呼！学于古训，斯有获药功矣。

品考

地黄　本邦处处出焉。其出和州者最多，而与出汉土者无异也，充实为佳。藏器曰：《本经》不言生干、蒸干。《别录》云：生地黄者，乃新掘鲜者是也。李时珍曰：熟地黄，乃后人复蒸晒者。诸家本草，皆谓干地黄为熟地黄。而今本邦药铺，以干地黄为生地黄，非也。干者，燥干之谓，如干姜是也。生者，新鲜之名，如生姜是也。故古人言生地黄，则必言汁，言之顺也，岂有干而有汁者哉？仲景氏之所用，生、干二品而已。其熟云者，后世之为也，不可用矣。

葶　苈

主治水病也，旁治肺痈结胸。

考征

葶苈大枣汤证曰：肺痈，胸满胀，一身面目浮肿。

以上一方，葶苈捣丸如弹丸大。

大陷胸丸证曰：结胸。

以上一方，葶苈半升。

己椒苈黄丸证曰：肠间有水气。

以上一方，葶苈一两。

上历观此三方，一皆是主治水病也。而二方云水病，一方特云结胸，其所谓结胸者，用大陷胸丸，则水利而疾愈，然则葶苈之治水也明矣。

互考

或问曰：葶苈大枣汤、桔梗汤、桔梗白散，同治肺痈，而异其方，何也？为则答曰：用桔梗之证，浊唾腥臭，久久吐脓者也。用葶苈之证，浮肿，清涕，咳逆，喘鸣者也。故因其见证而处方，不为病名所绊，斯为得也。

《淮南子》曰：葶苈愈胀。为则按：胀是水病也。

品考

葶苈　有甜苦二种。而甜者不中用焉，本邦未出苦葶苈也。或曰：关以东间有之。

大　黄

主通利结毒也，故能治胸满、腹满、腹痛，及便闭、小便不利。旁治发黄、瘀血、肿脓。

考征

大陷胸汤证曰：从心下至少腹，硬满而痛。

以上一方，大黄六两。

小承气汤证曰：腹微满，大便不通。

厚朴三物汤证曰：痛而闭者。

大黄甘遂汤证曰：少腹满，如敦状，小便微难。

大承气汤证曰：腹满痛者。

大黄硝石汤证曰：黄疸，腹满，小便不利。

桃核承气汤证曰：少腹急结。

大黄牡丹汤证曰：少腹肿痞。

大黄甘草汤证不具也。

调胃承气汤证曰：腹胀满。又曰：大便不通。

以上九方，大黄皆四两。

大黄附子汤证曰：胁下偏痛。

抵当汤证曰：少腹硬满。

大黄黄连泻心汤证曰：心下痞，按之濡。

桂枝加大黄汤证曰：大实痛。

以上四方，大黄或三两、或二两、一两，而亦四两之例。

上历观此诸方，张仲景氏用大黄者，特以利毒而已。故各陪其主药，而不单用焉。合厚朴、枳实，则治胸腹满。合黄连，则治心下痞。合甘遂、阿胶，则治水与血。合水蛭、虻虫、桃仁，则治瘀血。合黄柏、栀子，则治发黄。合甘草，则治急迫。合芒硝，则治坚块也。学者审诸，仲景方中用大黄者，不止于兹，而以其用之之征，显然着明于兹，故不复游赘也。

辨误

世医之畏大黄也，不啻如蛇蝎。其言曰：凡用大黄者，虽病则治乎损内而死。切问而无其人，此承本草之讹，而吠声者也。非耶！仲景氏用下剂，其亦多矣。可见大黄，攻毒之干莫也。今也畏其利，而用铅刀，宜哉不能断沉疴也。虽大下之后，仲景氏未尝补也，亦可以见损内之说妄矣。凡药剂之投，拔病之未及以断其根，则病毒之动，而未能爽快，仍贯其剂也。毒去而后爽快，虽千万人亦同。世医素[1]畏下剂，故遽见其毒未去也，以为元气虚损，岂不亦妄哉？

品考

大黄　汉土产，有两品，黄色而润实者为良，所谓锦纹大黄也，

---

[1] 素：裘本作"毒"。

本邦近者有称汉种大黄者也，其效较劣矣。锉用。

大　戟

主利水也，旁治掣痛、咳烦。

考征

十枣汤证曰：引胁下痛。又曰：咳烦。

互考

《淮南子》曰：大戟去水。

品考

大戟　汉产有两品，绵大戟为良也，本邦之产，其效较劣。

甘　遂

主利水也，旁治掣痛咳烦、短气、小便难、心下满。

考征

十枣汤证曰：引胸下痛，干呕，短气。又曰：咳烦。

大黄甘遂汤证曰：小便微难。

甘遂半夏汤证曰：虽利，心下续坚满。

大陷胸汤证曰：短气躁烦。又曰：心下满而硬痛。

以上四方，其用甘遂，或三枚，或二两，或一钱也。

为则按：芫花、大戟、甘遂，同是利水，而甘遂之效最胜矣。

品考

甘遂　汉产为胜，本邦所产，其效较劣。

附　　子

主逐水也，故能治恶寒、身体四肢及骨节疼痛，或沉重，或不仁，或厥冷，而旁治腹痛、失精、下利。

考证

大乌头煎证曰：绕脐痛，若发则自出汗、手足厥冷。

乌头汤证曰：历节疼痛，不可屈伸。

乌头桂枝汤证曰：腹中痛，逆冷，手足不仁。

以上三方，乌头皆五枚而为君药也。

桂枝附子汤证曰：身体疼痛，不能自转侧。

桂枝附子去桂加术汤证曰：前证而小便不利。

大黄附子汤证曰：胁下偏痛。

天雄散，证阙。说在术部

以上四方，附子皆三枚。

桂枝甘草附子汤证曰：疼烦，不得伸屈[①]。

附子汤证曰：背恶寒。又曰：身体痛，手足寒，骨节痛。

以上二方，附子皆二枚。

四逆汤证曰：下利清谷不止，身疼痛。又曰：手足厥冷。

真武汤证曰：腹痛。又曰：四肢沉重，疼痛自下利。

桂枝加附子汤证曰：四肢微急，难以伸屈[②]。

---

① 伸屈：裘本、人卫本作"屈伸"。

② 伸屈：同上。

桂枝去芍药加附子汤证曰：恶寒。

附子粳米汤证曰：切痛。

麻黄附子甘草汤证不具也。说在麻黄部

麻黄附子细辛汤证不具也。说在细辛部

附子泻心汤证曰：恶寒。

桂姜草枣黄辛附汤证不具也。说在术部

以上九方，附子皆一枚。

上历观此诸方，其证一是皆水病也。桂枝附子去桂加术汤条曰：一服觉身痹，半日许再服，三服都尽，其人如冒状，勿怪，即是术附并走皮中逐水气，未得除故耳。乌头桂枝汤条曰：初服二合，不知，即服三合，又不知，复加至五合。其知者，如醉状。得吐者，为中病也。此二者，言附子逐水，瞑眩之状也。凡附子中病，则无不瞑眩。甚者脉绝色变，如死人状。顷刻吐出水数升，而其所患者，顿除也。余尝于乌头煎知之，附子之逐水也明矣。

互考

凡附子、大戟、甘遂之类，同逐水气。而其用之也，随毒所在。附子主水气，而骨节及身体疼痛不可屈伸者，大戟、甘遂，则未必然矣。

桂枝加附子汤，附子一枚。桂枝附子汤，附子三枚。四肢微急、难以屈伸者，用附子一枚。身体疼烦、不能自转侧者，用附子三枚。随其痛剧，易附子亦有多少。则附子之功，可得而知也。

《本草纲目》曰：天雄散，治失精。其说曰：暖水脏益精，误矣。仲景以天雄逐水耳。精也，水脏也。造化之主，暖之益之，非人力之所及也。

辨误

《本草纲目》曰：附子性大热。又云：大温。夫味之辛酸苦甘咸，食而可知也。性之寒热温凉，尝而不可知也。以不可知也为知，一测诸臆，其说纷纷，吾孰适从。夫仲景用附子以逐水为主，而不拘热之有无也。若麻黄附子细辛汤、大黄附子汤，其证岂得谓之无热乎？学者察诸。

孔子曰：名不正，则言不顺。有是哉？今所谓中风者，非古所谓中风也。仲景氏曰：头痛发热、恶风有汗者，名曰中风。今所谓中风，则肢体不遂者，而其说昉于《金匮要略》及《千金方》。于是世之医者，因《金匮》《千金》之方，治其所谓中风者故无效。王安道以其无效也，而设一论，更建曰：类中风。盖类也者，类似也。而《金匮》《千金》之所谓中风，岂类《伤寒论》之所谓中风乎？不类也，宜其不得其治也。为则朝夕苦思，参考仲景氏之方，今所谓中风者，身体疼痛不仁，而往往附子之证也，今举一二而征焉。乌头桂枝汤证曰：手足不仁、身疼痛也。去桂加术汤证曰：身体疼烦，不能自转侧。桂枝加附子汤证曰：四肢微急，难以屈伸。今有此证而用此方，无一不中。中则瞑眩，疾乃瘳。吾故曰：今所谓中风者，非古所谓中风。而仲景氏用附子剂者也，不可不知矣。

品考

附子　今用本邦之乌头也。出于奥州南部津轻松前者，是为上品。今汉客来鬻者，盐藏而非自然之物也，其功能不与古人所论同也。李时珍曰：及一两者难得，但得半两以上者皆良。今汉客来鬻者，大及二两，小不下半两。本邦之乌头，与时珍所说，其轻重只同；而其效与古人之所用，亦只同也。于是乎吾不用彼而用此也。《博物志》曰：乌头、附子、天雄，一物也。《广雅》曰：奚毒附子也。一年为侧子，二年为乌喙，三年为附子，四年为乌头，五年为天雄。为则按：其效皆同，而后世辨别之不可从矣。锉用。

半　夏

主治痰饮呕吐也。旁治心痛、逆满、咽中痛、咳悸、腹中雷鸣。

考征

大半夏汤证曰：呕吐。

以上一方，半夏二升。

小半夏汤证曰：呕吐，谷不得下。

小半夏加茯苓汤证曰：呕吐。又云：眩悸。

半夏厚朴汤证曰：咽中如有炙脔。

以上三方，半夏皆一升。

半夏泻心汤证曰：呕而肠鸣。

生姜泻心汤证曰：胁下有水气，腹中雷鸣。

甘草泻心汤证曰：腹中雷鸣。又云：干呕。

小柴胡汤证曰：呕。又云：咳。又云：心下悸。

大柴胡汤证曰：呕不止。

小青龙汤证曰：心下有水气，干呕，发热而咳。又曰：吐涎沫。

葛根加半夏汤证曰：呕。

黄芩加半夏生姜汤证曰：干呕。

越婢加半夏汤证曰：咳。

苓甘姜味辛夏汤证曰：呕。

栝楼薤白半夏汤证曰：心痛。

黄连汤证曰：欲呕吐。

附子粳米汤证曰：腹中雷鸣。又云：逆满呕吐。

小陷胸汤证曰：结胸病，正在心下，按之则痛。

以上十四方，半夏皆半升。

半夏苦酒汤证曰：咽中伤生疮。

甘遂半夏汤证曰：心下续坚满。

以上二方，半夏十四枚，或十二枚，近半升。

半夏散证曰：咽中痛。

半夏干姜散证曰：干呕，吐逆，吐涎沫。

半夏麻黄丸证曰：心下悸。

以上三方，半夏诸药等分。

上历观此诸方，半夏主治痰饮呕吐也明矣。其余诸证，呕而有痰者，一是皆半夏治焉。

互考

呕者，生姜主之。呕而有痰者，半夏主之。

小半夏汤、五苓散，其所治大同而小异。小半夏汤治呕吐有痰饮者，五苓散治呕吐而小便不利也。

大半夏汤证，其载《金匮要略》者，盖非古也。今从《外台秘要》之文。

辨误

余尝读《本草纲目》半夏条曰：孕妇忌半夏，为其燥津液也；不思之甚矣。古语有之曰：有故无损，此证而用此药。夫何忌之有？自后人为妊娠，而建其药之禁忌也。终始使有其证者，不得用其药。悲夫！夫妊娠者，人为而天赋也，故仲景氏无有养胎之药。娩身之后亦然。故方其有疾而药也，不建禁忌。故妊娠呕吐不止者，仲景氏用干姜人参半夏丸。余亦尝治孕妇留饮掣痛者，与十枣汤数剂，及期而娩，母子不害也。古语所谓有故无损者，诚然诚然[1]，孕妇忌半夏，徒虚语耳。

---

① 诚然诚然：裘本作一个"诚然"。

品考

半夏　和、汉无别。锉用焉。世医姜汁掣[①]之。此因本草入毒草部，而恐畏其毒，遂杀其能者也，不可从矣。

芫　花

主逐水也。旁治咳掣痛。

考征

十枣汤证曰：引胁下痛。又曰：咳。

张仲景氏用芫花，莫过于十枣汤也。为则试服芫花一味，必大泻水。则其逐水也明矣。

辨误

本草芫花条。慎微曰：《三国志》云：魏初平中，有青牛先生常服芫花，年百余岁，常如五六十。时珍曰：芫花乃下品毒物，岂堪久服？此方外迂怪之言，不足信也。为则曰：方外迂怪之言说，固无论于疾医之道也。下品毒物，岂堪久服，时珍过矣！时珍过矣！有病毒而毒药以攻之，岂不堪久服邪？学人勿眩焉。

品考

芫花　汉产为良。本邦亦出焉。本邦所产，今之所鬻者，颇多伪也，不可不正矣。本邦俗称志计武志，是真芫花也。

———————

① 掣：裘本作"制"。

五 味 子

主治咳而冒者也。

考征

小青龙汤证曰：咳。

苓桂五味甘草汤证曰：时复冒。

以上二方，五味子皆半升。

上观此二方，则五味子所主治也，咳而冒者明矣。

互考

五味子、泽泻，皆主治冒者，而有其别。五味子治咳而冒者，泽泻治眩而冒者也。

辨误

余尝读本草，有五味子收肺补肾之言，是非疾医之言也。原其为说，由五脏生克而来也。夫疾医之道熄，而邪术起，臆测之说，于是乎行，无益于治也，不可从矣。

品考

五味子　朝鲜之产，是为上品，汉次之。本邦之产，其品稍劣。锉用。

栝 楼 实

主治胸痹也，旁治痰饮。

考征

小陷胸汤证曰：结胸。

栝楼薤白白酒汤证曰：胸痹，喘息咳唾。

栝楼薤白半夏汤证曰：胸痹，不得卧。

枳实薤白桂枝汤证曰：胸痹。

以上四方，栝楼实皆一枚。

上历观诸方，其治胸痹及痰饮也明矣。所谓胸痹者，胸膈痞塞是也。

互考

枳实薤白桂枝汤条曰：胸痹云云。枳实薤白桂枝汤主之，人参汤亦主之。《金匮要略》往往有此例，此非仲景之古也。夫疾医之处方也，各有所主，岂可互用乎？胸痹而胸满上气、喘息咳唾，则枳实薤白桂枝汤主之。胸痹而心下痞硬，则人参汤主之。此所以不可相代也，学者思诸。

品考

栝楼实　颂曰：其形有正圆者，有锐而长者，功用皆同。今用世所谓玉章者，李时珍曰：栝楼古方全用，后世乃分子瓢各用。今从古也。

葛　根

主治项背强也。旁治喘而汗出。

考征

葛根黄连黄芩汤证曰：喘而汗出。说在互考中以上一方，葛根半斤。

葛根汤证曰：项背强。

葛根加半夏汤证不具也。说在互考中

桂枝加葛根汤证曰：项背强。

以上三方，葛根皆四两。

为则曰：葛根主治项背强急也。葛根汤及桂枝加葛根汤，皆足以征焉。

互考

葛根黄连黄芩汤，其用葛根最多，而无项背强急之证，盖阙文也。施诸下利喘而汗出者，终无有效也。项背强急而有前证者即是影响也。其文之阙，斯可知也耳矣！

葛根加半夏汤条曰：太阳与阳明合病，此须[①]疾医之言也，不取焉。葛根汤证而呕者，此方即主之也。

品考

葛根　和、汉无异种。药铺所谓生干者，是为良也。锉用。

防　　己

主治水也。

考征

木防己汤证曰：支饮。

防己茯苓汤证曰：四肢肿。

防己黄芪汤证曰：身重。又曰：肿及阴。

---

① 此须：裘本、人卫本作"此非"。

以上三方，防己皆四两。

己椒苈黄丸证曰：肠间有水气。

以上一方，防己一两。

上历观此诸方，其治水也明矣，未见施诸他证者也。

互考

木防己汤，人参为君，故治心下痞坚而有水者。防己茯苓汤，茯苓为君，故治四肢聂聂动而水肿者。防己黄芪汤，黄芪为君，故治身重汗出而水肿者。仲景氏用防己，未见以为君药者也，而其治水也的然明矣。

品考

防己　有汉木二种。余家用所谓汉防己者也。为则按：木防己，出汉中者，谓之汉防己，譬如汉术、辽五味子也。后世岐而二之，其茎谓之木防己，可谓误矣。余试用所谓木防己者，终无寸效。而所谓汉防己者，能治水也，于是断乎用之。陶弘景曰：大而青白色虚软者好，墨点[①]木强者不佳。李当之曰：其茎如葛蔓延，其根外白内黄，如桔梗，内有黑纹，如车辐解者良。颂曰：汉中出者破之文作车辐解，黄实而香，茎梗甚嫩、苗叶小类牵牛。折其茎，一头吹之，气从中贯，如木通然。它处者青白虚软，又有腥气，皮皱，上有丁足子，名木防己。苏恭曰：木防己，不任用也。

卷　下

香　豉

主治心中懊㑊也，旁治心中结痛及心中满而烦也。

考征

枳实栀子豉汤证不具也。说在互考中

栀子大黄豉汤证曰：心中懊㑊。

以上二方，香豉皆一升。

栀子豉汤证曰：心中懊㑊。又曰：胸中窒。又曰：心中结痛。

栀子甘草豉汤证不具也。说在互考中

栀子生姜豉汤证不具也。说在互考中

以上三方，香豉皆四合。

瓜蒂散证曰：心中满而烦。

以上一方，香豉一合。

上历观此诸方，其主治心中懊㑊也明矣。

互考

枳实栀子豉汤条，无心中懊㑊证。为则按：栀子大黄豉汤，此枳实栀子豉汤而加大黄者，而其条有心中懊㑊之证；心中懊㑊，固非大黄所主治也。然则枳实栀子豉汤条，其脱心中懊㑊之证也明矣。栀子甘草豉汤、栀子生姜豉汤，是栀子豉汤加味之方也。故每章之首，冠以"若"字焉。心中懊憹而少气者，栀子甘草豉汤。心中懊憹而呕者，栀子生姜豉汤，斯可以知已。

辨误

栀子豉汤方后，皆有"一服得吐，止后服"七字，世医遂误以为吐剂，不稽之甚。为则试之，特治心中懊憹耳，未尝必吐也。且心中懊憹而呕者，本方加用生姜其非为吐剂也，亦可以见矣。《伤寒论集注》曰：旧本有"一服得吐，止后服"七字，此因瓜蒂散中有香豉，而误传于此也。今为删正，余亦从之。

品考

香豉 李时珍曰：造淡豉法，用黑大豆二三斗，六月中淘净，水浸一宿，沥干，蒸熟，取出摊席上，候微温，蒿覆；每三日一看，候黄衣上遍，不可大过，取晒簸净，以水拌之，干湿得所，以汁出指间为准。安瓮中，筑实，桑叶盖厚三寸，密封泥，于日中晒七日，取出，曝一时，又以水拌入瓮，如此七次，再蒸过，摊去火气，瓮收筑封，即成矣。

泽　泻

主治小便不利、冒眩也。旁治渴。

考征

泽泻汤证曰：心下有支饮，其人苦冒眩。

五苓散证曰：小便不利，微热，消渴。

以上二方，以泽泻为君药。泽泻汤，泽泻五两，五苓散一两六铢半。

茯苓泽泻汤证曰：吐而渴欲饮水。

以上一方，泽泻四两。

八味丸证曰：小便不利。又曰：消渴，小便反多。

以上一方，泽泻三两。

猪苓汤证曰：渴欲饮水，小便不利。

以上一方，泽泻一两。

牡蛎泽泻散证曰：从腰以下有水气。

以上一方，用泽泻与余药等分。茯苓泽泻汤以下四方，以泽泻为佐药也。

上历观此诸方，泽泻所主治也，不辨而明矣。

互考

泽泻、五味子，同治冒而有其别也。说见于五味子部中。

辨误

陶弘景曰：泽泻久服则无子。陈日华曰：泽泻催生，令人有子。李时珍辨之，其论详于《本草纲目》。夫怀孕，妇人之常也，而有病不孕，故其无病而孕者，岂其药之所能得失乎？三子不知此义，可谓谬矣。余尝治一妇人，年三十有余，病而无子，有年于兹。诸医无如之何，余为诊之。胸膈烦躁、上逆而渴，甚则如狂，乃与石膏黄连甘草汤，并以滚痰丸服之。周岁，诸证尽愈。其父大喜，以语前医。前医曰：治病则可，而不仁也。曰：何谓也？曰多服石膏，无子也，是绝妇道也，非不仁而何？其父愕然，招余诘之。余答曰：医者掌疾病者也。而孕也者，人为而天赋，医焉知其有无哉？且彼人之言，子何不察焉？彼人疗之十有三年，而不能治之，彼岂豫知其来者乎？其父曰：然。居顷之，其妇人始孕也。弥月而娩，毋子无恙。余故曰：妇人无病，则孕非药之所能得失也。

品考

泽泻　本邦仙台所出者，是为良也。锉用。

薏 苡 仁

主治浮肿也。

考征

薏苡附子散证不具也。

以上一方，薏苡仁十五两。

薏苡附子败酱散证曰：腹皮急，按之濡，如肿状。

以上一方，薏苡仁十分。

麻黄杏仁薏苡甘草汤证不具也。

以上一方，薏苡仁半两。

互考

薏苡附子散证不具也，而薏苡附子败酱散，言如肿状，则主治浮肿明矣。麻黄杏仁薏苡甘草汤，亦就麻黄杏仁甘草石膏汤，而去石膏加薏苡，则用之于咳喘浮肿可也。

品考

薏苡仁　和、汉无别，田野水边，处处多有焉，本交趾之种，马援载还也。本邦有二，其壳厚，无芽，以为念经数珠，不中用药也。有芽尖而壳薄，即薏苡也，俗传其种弘法师之所将来也，因号弘法麦。

薤　白

主治心胸痛而喘息咳唾也，旁治背痛、心中痞。

考征

栝楼薤白白酒汤证曰：喘息，咳唾，胸背痛。

枳实薤白桂枝汤证曰：胸痹，心中痞。

以上二方，薤白皆半升。

栝楼薤白半夏汤证曰：心痛彻背。

以上一方，薤白三两。

上历观此三方，薤白所主治也，不辨而明矣。

品考

薤白　有赤白二种，白者为良。李时珍曰：薤叶状似韭，韭叶中实而扁，有剑脊，薤叶中空，似细葱叶而有棱，气亦如葱，二月开细花，紫白色，根如小蒜，一本数颗，相依而生；五月叶青则掘之，否则肉不满也。

干　姜

主治结滞水毒也。旁治呕吐、嗽[①]、下利、厥冷、烦躁、腹痛、胸痛、腰痛。

考征

大建中汤证曰：心胸中大寒，痛呕不能饮食。

---

① 嗽：裘本、人卫本作："咳"。

苓姜术甘汤证曰：身体重，腰中冷。又云：腰以下冷痛。

半夏干姜散证曰：干呕吐逆，吐涎沫。

以上三方，干姜或四两，或诸药等分。

人参汤证曰：喜唾。又曰：心中痞。

通脉四逆汤证曰：下利清谷。又曰：手足厥逆。又云：干呕。

小青龙汤证曰：心下有水气，干呕。又云：咳。

半夏泻心汤证曰：呕而肠鸣。

柴胡姜桂汤证曰：胸胁满。又云：心烦。

黄连汤证曰：腹中痛欲呕吐。

苓甘五味姜辛汤证曰：咳胸满。

干姜黄连黄芩人参汤证曰：吐下。

六物黄芩汤证曰：干呕，下利。

以上九方，干姜皆三两。

栀子干姜汤证曰：微烦。

甘草干姜汤证曰：厥，咽中干，烦躁，吐逆。

干姜附子汤证曰：烦躁，不得眠。

以上三方，干姜二两、一两，而四两之例。

四逆汤证曰：下利清谷。又曰：手足厥冷。

以上一方，干姜一两半，而三两之例。

桃花汤证曰：下利。

干姜人参半夏丸证曰：呕吐不止。

以上二方，干姜一两，而三两之例。

上历观此诸方，其呕吐者、咳者、痛者、下利者之等，一是皆水毒之结滞者也。

互考

孙思邈曰：无生姜，则以干姜代之。以余观之，仲景氏用生姜、干姜，其所主治，大同而小异；生姜主呕吐，干姜主水毒之结滞者也，不可混矣。

辨误

本草以干姜为大热，于是世医皆谓四逆汤方中，姜、附热药也，故能温厥冷，非也。按厥冷者，毒之急迫也，故甘草以为君，而姜、附以为佐，其用姜、附者，以逐水毒也。何热之有？京师二条路白山街，有嘉兵卫者，号近江铺，其男年始十有三，一朝而下利，及至日午，无知其行数，于是神气困冒，医为独参汤与之。及至日晡所，手足厥冷，医大惧，用姜、附益多，而厥冷益甚，诸医皆以为不治。余为诊之，百体无温、手足擗地、烦躁而叫号、如有腹痛之状、当脐有动、手不可近。余乃谓曰：是毒也，药可以治焉。知其死生，则我不知之也；虽然，今治亦死，不治亦死，等死，死治可乎？亲戚许诺。乃与大承气汤，（一帖之重十二钱）一服。不知，复与，厥冷则变为热、三服而神色反正，下利减半。服十日所，诸证尽退。由是观之医之于事知此药，解此毒耳。毒之解也，厥冷者温，大热者凉。若以厥冷复常为热药，则大黄、芒硝，亦为热药乎？药物之寒热温凉不可论，斯可以知已。

品考

干姜 本邦之产有二品，曰干生姜、曰三河干姜。所谓干生姜者，余家用之。所谓三河干姜者，余家不用之。

杏 仁

主治胸间停水也。故治喘咳，而旁治短气结胸、心痛、形体浮肿。

考征

麻黄汤证曰：无汗而喘。

以上一方，杏仁七十个。

苓甘姜味辛夏仁汤证曰：形肿者，加杏仁。

以上一方，杏仁半斤。

茯苓杏仁甘草汤证曰：胸中气塞短气。

麻黄杏仁甘草石膏汤证曰：喘。

桂枝加厚朴杏子汤证曰：喘。

以上三方，杏仁皆五十个。

大青龙汤证曰：咳喘。

麻黄杏仁薏苡甘草汤证不具也。说在《类聚方》

以上二方，杏仁四十个，二两而五十个之例。

大陷胸丸证曰：结胸者，项亦强。

走马汤证曰：心痛。

以上二方，杏仁诸药等分。

上历观此诸方，杏仁主治胸间停水也明矣。

互考

杏仁、麻黄同治喘，而有其别。胸满，不用麻黄。身疼，不用杏仁。其二物等用者，以有胸满身疼二证也。《金匮要略》曰：胸痹云云，茯苓杏仁甘草汤主之，橘枳姜汤亦主之。为则按：胸痹短气、筋惕肉瞤、心下悸者，茯苓杏仁甘草汤主之。胸痹呕吐呃逆者，橘皮枳实生姜汤主之。二方治一证，非古之道也。栝楼实条，既辨明之，今不赘于兹也。

品考

杏仁　和、汉无异品也。制之之法，去皮不去尖。

大　枣

主治挛引强急也。旁治咳嗽、奔豚、烦躁、身疼、胁痛、腹中痛。

考征

十枣汤证曰：引胁下痛。又曰：咳烦、胸中痛。

葶苈大枣汤证曰：咳逆上气，喘鸣迫塞。又曰：不得息。

以上二方，以大枣为君药，一则十枚，一则十二枚。

苓桂甘枣汤证曰：欲作奔豚。

越婢汤证不具也。说在《类聚方》

生姜甘草汤证不具也。说在互考中

以上三方，大枣皆十五枚。

甘麦大枣汤证曰：脏躁，喜悲伤。

以上一方，大枣十枚。

小柴胡汤证曰：颈项[①]强。又云：胁痛。

小建中汤证曰：急痛。

大青龙汤证曰：身疼痛，汗不出而烦躁。

黄连汤证曰：腹中痛。

葛根汤证曰：项背强。

黄芩汤证不具也。说在《类聚方》

桂枝加黄芪汤证曰：身疼重，烦躁。

---

① 颈项：裘本作"头项"。

吴茱萸汤证曰：烦躁。

以上八方，大枣皆十二枚。

上历试此诸方。皆其所举诸证，而有挛引强急之状者，用大枣则治矣，不则无效也。且也十枣汤，大枣为君药，而有引痛证，斯可以为征已。

互考

甘麦大枣汤条，有喜悲伤证，此毒之逼迫也，故用大枣以治挛引强急，用甘草、小麦以缓迫急也。

苓桂甘枣汤条，有奔豚证，此其毒动而上冲，有挛引强急之状者，故用大枣也。生姜甘草汤证曰：咳唾涎沫不止。为则按：若之人患，胸中有挛引强急之状，故用大枣居多也。为则按：仲景氏用大枣、甘草、芍药，其证候大同而小异，要在自得焉耳。

辨误

大枣养脾胃之说，非古也，不取焉。古人云：攻病以毒药，养精以谷肉果菜。夫攻之与养，所主不同，一物而二义。如曾晰之于羊枣，好而食之，是养也。如十枣汤，用大枣，恶而不避，是攻也。无他嗜好之品，而充食用，则为养也。而充药物，则为攻也。十枣汤，大枣为君，而治挛引强急，岂以为养哉？

品考

大枣　汉种者为良。其品核小而肉厚也，不去核而锉用之。

橘　皮

主治呃逆也。旁治胸痹、停痰。

考征

橘皮竹茹汤证曰：哕逆。哕者呃之谓也

以上一方，橘皮二斤。

橘皮枳实生姜汤证曰：胸痹。说在杏仁部中

以上一方，橘皮一斤。

橘皮汤证曰：哕。

以上一方，橘皮四两。

茯苓饮证曰：心胸中有停痰。

以上一方，橘皮二两半。

上历观此诸方，主治呃逆也明。胸痹者，停痰者，其有呃逆之证，则橘皮所能治也。

品考

橘皮　近世间以柑子代橘皮，非也，可选用焉。真橘树者，余观之于和州春日祠前，于远州见附驿也。

吴 茱 萸

主治呕而胸满也。

考证

吴茱萸汤证曰：呕而胸满。

以上一方，吴茱萸一斤。

品考

吴茱萸　无赝物。

瓜　蒂

主治胸中有毒，欲吐而不吐也。

考征

瓜蒂散证曰：胸中痞硬，气上冲咽喉，不得息者。

又曰：心中满而烦，饥而不能食者，病在胸中。

以上一方，瓜蒂一分。

品考

瓜蒂　宗奭、时珍，以为甜瓜蒂。试之，无寸效也。又有一种，名柿瓜。其种殊少，而其形如柿。又有一种，如瓜而皮上有毛者，其始皆太苦，而不可食也。及熟，则尤甜美，其蒂甚苦，有效可用。《三才图会》所谓青瓜也，本邦越前之产，是为良也。

桂　枝

主治冲逆也，旁治奔豚头痛、发热恶风、汗出身痛。

考征

桂枝加桂汤证曰：气自少腹上冲心。

以上一方，桂枝五两。

桂枝甘草汤证曰：其人叉手自冒心，心下悸，欲得按。

桂枝甘草附子汤证不具也。说在互考中

苓桂甘枣汤证曰：欲作奔豚。

苓桂五味甘草汤证曰：气从少腹上冲胸咽。

桂枝附子汤证不具也。说在互考中

以上五方，桂枝皆四两。

桂枝汤证曰：上冲。又曰：头痛，发热，汗出，恶风。

苓桂术甘汤证曰：气上冲胸。

以上二方，桂枝皆三两。

上历观此诸方，桂枝主治冲逆也明矣。头痛、发热之辈，其所旁治也。仲景之治疾，用桂枝者，居十之七八，今不枚举焉。

互考

桂枝甘草汤证曰：其人叉手自冒心。为则按：叉手冒心者，以悸而上冲故也；桂枝甘草附子汤条，无上冲证。为则按：此方桂枝甘草汤，而加附子者也。桂枝甘草汤条，有上冲证。然则此汤，亦当有上冲证，此汤此证也明矣。

桂枝附子汤，用桂枝多于桂枝加附子汤，而无上冲证，盖阙文也。桂枝加附子汤条，犹有桂枝之证，况于此汤，而可无桂枝之证乎？

辨误

范大成《桂海志》云：凡木叶心皆一纵理，独桂有两道如圭形，故字从之。陆佃《埤雅》云：桂犹圭也，宣导百药，为之先聘通使，如执圭之使也。为则按：制字之说，范为得之，盖以其所见而言之也。陆则失矣，盖以臆测之，而强作之说也。不可从矣！

《伤寒论》曰：桂枝本为解肌，非仲景氏之意也。不取，此盖注误入本文者也。宗奭曰：汉张仲景，以桂枝汤治伤寒表虚，是不善读《伤寒论》之过也。《伤寒论》中间说表里虚实，非疾医之言也，盖后人所搀入也。凡仲景之用桂枝，以治上冲也。桂枝汤条曰：上冲者，可与桂枝汤，若不上冲者，不可与之。桂枝加桂汤条曰：气从少腹上冲心。又按去桂加术汤条曰：小便自利。由是观之，上冲则用桂，下降则否，斯可以见已。且虚实之说，仲景所言，不失古训，而后人所搀入，则不合古训。宗奭不善读书，而妄为之说，过矣！

品考

桂枝　气味辛辣者，为上品也。李杲以气味厚薄分桂枝、肉桂。遂构上行下行之说，是臆测也，不可从矣。桂枝也，肉桂也，桂心也，一物而三名也。桂心之说，陈藏器、李时珍得之。

厚　　朴

主治胸腹胀满也。旁治腹痛。

考征

大承气汤证曰：腹胀满。又曰：腹中满痛。

厚朴三物汤证曰：痛而闭。

厚朴七物汤证曰：腹满。

厚朴生姜甘草半夏人参汤证曰：腹胀满。

以上四方，厚朴皆半斤。

枳实薤白桂枝汤证曰：胸满。

栀子厚朴汤证曰：腹满。

以上二方，厚朴皆四两。

半夏厚朴汤证曰：咽中如有炙脔。

以上一方，厚朴三两。

小承气汤证曰：腹大满不通。

以上一方，厚朴二两。

上历观此诸方，厚朴主治胀满也明矣。

互考

厚朴三物汤条，无腹满证。此汤即大承气汤，而无芒硝者也。然则有腹满证，也可知已。其无芒硝者，以无坚块也。

辨误

张元素曰：厚朴虽除腹胀，若虚弱人，宜斟酌用之，误则脱人之元气也。为则曰：是无稽之言也。古语曰：攻病以毒药，方疾之渐也，元气为其所抑遏，医以毒药攻之，毒尽而气旺，何怖之有？请举其征。大承气汤，厚朴为君，而有此汤之证者，多有[①]不能食、神气不旺者，于是施以此汤，则毒除也。毒除能食，能食气旺，往往而然也。厚朴脱人之元气，徒虚语耳！

药征

066

品考

厚朴　汉产为良。本邦所产，非真厚朴也，不堪用矣。或云本邦之产，有二种，其一则冬月叶不落，是与汉土所产同，比睿山有之。

枳　　实

主治结实之毒也。旁治胸满胸痹、腹满腹痛。

考征

枳实[②]汤证曰：心下坚大如盘。

以上一方，枳实七枚。

---

① 有：袤本、人卫本作"乎"。
② 枳实：袤本、人卫本作"枳术"。

枳实芍药散证曰：腹痛烦满。

以上一方，枳实诸药等分。

桂枝枳实生姜汤证曰：心悬痛。

大承气汤证曰：腹胀满。

厚朴三物汤证曰：痛而闭。

厚朴七物汤证曰：腹满。

栀子大黄豉汤证曰：热痛。

以上五方，枳实皆五枚。

大柴胡汤证曰：心下急，郁郁微烦。

枳实薤白桂枝汤证曰：胸满。

栀子厚朴汤证曰：心烦腹满。

以上三方，枳实皆四枚。

小承气汤证曰：腹大满不通。

枳实栀子豉汤证不具也。说在互考中

橘皮枳实生姜汤证曰：胸痹。

以上三方，枳实皆三枚。

上历观此诸方，枳实主治结实之毒也明矣。

互考

仲景氏用承气汤也，大实大满，结毒在腹，则大承气汤，其用枳实也五枚；唯腹满不通，则小承气汤，其用枳实也三枚。枳实主治结实，斯可以见已。

枳实栀子豉汤，其证不具也。为则按：栀子、香豉，主治心中懊恢。而更加枳实，则其有胸满之证明矣。

品考

枳实　本邦所产称枳实者，不堪用也。汉土之产，亦多赝也，不可不择焉。《本草纲目》诸家，岐枳实、枳壳而为之说，非古也。吾则从仲景氏也。

栀　子

主治心烦也，旁治发黄。

考征

大黄硝石汤证曰：黄疸。

栀子柏皮汤证曰：身黄。

以上二方，栀子皆十五枚。

栀子豉汤证曰：烦。

栀子甘草豉汤证不具也。说在香豉部中

栀子生姜豉汤证不具也。说在香豉部中

枳实栀子豉汤证不具也。说在枳实部中

栀子厚朴汤证曰：心烦。

栀子干姜汤证曰：微烦。

茵陈蒿汤证曰：心胸不安、久久发黄。

以上七方，栀子皆十四枚。

栀子大黄豉汤证曰：黄疸。

以上一方，栀子十二枚。

上历观此诸方，栀子主治心烦也明矣。发黄者，其所旁治也，故无心烦之证者而用之，则未见其效矣。

互考

栀子大黄豉汤，栀子十二枚。为则按：当作十四枚，是栀子剂之通例也。

为则按：香豉，以心中懊憹为主，栀子则主心烦也。

辨误

本草诸说，动辄以五色配五脏。其说曰：栀子色赤，味苦入心而治烦。又曰：栀子治发黄，黄是土色，胃主土，故治胃中热气。学者取其然者，而莫眩其所以然者，斯为可矣。

品考

栀子　处处出焉。锉用。

酸　枣　仁

主治胸膈烦躁、不能眠也。

考征

酸枣仁汤证曰：虚烦，不得眠。
为则按：虚烦当作烦躁。
以上一方，酸枣仁二升。

辨误

时珍曰：熟用不得眠，生用好眠。误矣！眠与不眠，非生熟之所为也。乃胸膈烦躁，或眠或不眠者，服酸枣仁，则皆复常矣。然则酸枣仁之所主，非主眠与不眠也。而历代诸医，以此立论误也，以不知人道也。夫人道者，人之所能为也。非人之所能为者，非人道也。学圣人之道，然后始知之。盖眠者、寤者，造化之主也，而非人之为也。而烦躁者，毒之为而人之造也，酸枣能治之。故胸膈烦躁、或寤而少寐、或寐而少寤，予不问酸枣之生、熟，用而治之，则烦躁罢而瘄瘵复故。呜呼悲哉！圣人之世远人亡。历代之学者，其解圣经，往往以天事混之于人事，故其论可闻，而行不可知也。人而不人，医而不医，吾党小子慎之，勿混造化与人事矣。

品考

酸枣仁　和、汉共有焉。汉产为良也。

茯　　苓

主治悸及肉、筋惕也。旁治小便不利、头眩烦躁。

考征

苓桂甘枣汤证曰：脐下悸。

茯苓戎盐汤证不具也。说在互考中

茯苓泽泻汤证不具也。说在互考中

以上三方，茯苓皆半斤。

防己茯苓汤证曰：四肢聂聂动。

茯苓四逆汤证曰：烦躁。

以上二方，茯苓皆六两。

茯苓杏仁甘草汤，证不具也。说在互考中

以上一方，茯苓三两，而亦六两之例。

苓桂术甘汤证曰：身为振振摇。又云：头眩。

苓桂五味甘草汤证曰：小便难。

苓姜术甘汤证不具也。说在互考中

木防己去石膏加茯苓芒硝汤，证不具也。说同上

小半夏加茯苓汤证曰：眩悸。

半夏厚朴汤证不具也。说在互考中

以上六方，茯苓皆四两，此外苓桂剂颇多，今不枚举焉。

茯苓甘草汤证曰：心下悸。

以上一方，茯苓二两，而亦四两之例。

茯苓饮证不具也。说在互考中

栝楼瞿麦丸证曰：小便不利。

葵子茯苓散证曰：头眩。

真武汤证曰：心下悸，头眩，身动。

附子汤证不具也。说在互考中

桂枝去桂加茯术汤证曰：小便不利。

以上方六，茯苓皆三两。

五苓散证曰：脐下有悸，吐涎沫而癫眩。

以上一方，茯苓十八铢。

猪苓汤证曰：小便不利，心烦。

桂枝茯苓丸证曰：胎动。说在互考中

以上二方，茯苓诸药等分。

上历观此诸方，曰心下悸、曰脐下悸、曰四肢聂聂动、曰身动、曰头眩、曰烦躁，一是皆悸之类也。小便不利而悸者，用茯苓则治。其无悸证者而用之，则未见其效。然则悸者，茯苓所主治。而小便不利者，则其旁治也。头眩、烦躁亦然。

互考

茯苓戎盐汤、茯苓泽泻汤，各用茯苓半斤，以为主药，而不举茯苓之证。苓桂甘枣汤，亦用茯苓半斤，而有脐下悸之证。其他用茯苓为主药者，各有悸、眩、𥆧动之证。况于二方多用茯苓，而可无若证乎？其证脱也必矣。

茯苓杏仁甘草汤方，是苓桂术甘汤去桂术加杏仁者也，然则其脱茯苓之证也明矣。

茯姜术甘汤，有身为振振摇证，此非桂之主证，而苓之所能治也，然则苓姜术甘汤条，脱此证也明矣。

木防己去石膏加茯苓芒硝汤方，是防己茯苓汤，以黄芪、甘草代人参、芒硝者。而防己茯苓汤，有四肢聂聂动之证，是非黄芪、甘草之主证，而茯苓之所主治也。由是观之，此汤脱四肢动之证也明矣。

半夏厚朴汤，是小半夏加茯苓汤，更加厚朴、苏叶者也。然则其脱眩悸之证也明矣。

茯苓甘草汤方，是苓桂术甘汤，去术加姜者也。可以前例而推之。

茯苓饮，以苓为主，而不举其证，以他例推之。心悸下而痞硬、小便不利、自吐宿水者，此汤所主治也。

附子汤方，是真武汤去姜加参者也；真武汤条，有心下悸、头眩、身动之证，然则此汤之条，脱若证也明矣。

桂枝茯苓丸证曰：胎动在脐上。为则按：盖所谓奔豚也，而不可臆测焉。以旁例推之，上冲心下悸，经水有变，或胎动者，此丸所主也。

人参、茯苓、黄连，其功大同而小异，说在人参部中。

品考

茯苓　和、汉无异也。陶弘景曰：仙方止云茯苓，而无茯神。为疗既同，用之应无嫌。斯言得之，赤白补泻之说，此臆之所断也，不可从矣。

猪　　苓

主治渴而小便不利也。

考证

猪苓汤证曰：渴欲饮水，小便不利。

猪苓散证曰：思水者。

以上二方，猪苓诸药等分。

五苓散证曰：小便不利，微热，消渴。

以上一方，猪苓十八铢。

上历观此三方，猪苓所主治渴而小便不利也明矣。

品考

猪苓　和、汉共有焉，汉产实者为良也。

水　蛭

主治血证也。

考证

抵当汤证曰：少腹硬满云云。又曰：经水不利下。

抵当丸证曰：少腹满，应小便不利。今反利者，为有血也。

以上二方，水蛭或三十个、或二十个。

上观此二方，则水蛭之所主治也明矣。为则按：诊血证也，其法有三焉。一曰少腹硬满，而小便利者，此为有血，而不利者，为无血也；二曰病人不腹满，而言腹满也；三曰病人喜妄，屎虽硬，大便反易，其色必黑，此为有血也。仲景氏诊血证之法，不外于兹矣。

品考

水蛭　苏恭曰：有水蛭、草蛭。大者长尺许，并能咂牛马人血。

今俗多取水中小者，用之大效。

龙　骨

主治脐下动也。旁治烦惊、失精。

考证

桂枝去芍药加蜀漆龙骨牡蛎汤证曰：惊狂，起卧不安。

以上一方，龙骨四两。

桂枝加龙骨牡蛎汤证曰：失精、少腹弦急。

天雄散，证阙。说在术部中

蜀漆散证不具也。说在互考中

以上三方，龙骨三两，或诸药等分。

柴胡加龙骨牡蛎汤证曰：烦惊。

以上一方，龙骨一两。说在外传中

桂枝甘草龙骨牡蛎汤证曰：烦躁。

以上一方，龙骨二两，而亦四两之例。

上历观此诸方，龙骨所治惊狂、烦躁、失精也，无容疑者。为则每值有其证者，辄用之而间有无效者，于是乎中心疑之。居数岁，始得焉。其人脐下有动而惊狂、或失精、或烦躁者，用龙骨剂，则是影响。其无脐下动者而用之，则未见其效。由是观之，龙骨之所主治者，脐下之动也。而惊狂、失精、烦躁，其所旁治也。学者审诸。

互考

蜀漆散条，所谓疟者，是寒热发作有时也；而其有脐下动者，此散所主治也；无脐下动者，而用之，则未见其效。

辨误

龙骨之说，或曰毙也，或曰石也，诸说终无有一定也。为则按：譬如人物乎，父精母血，相因为体，人人而所知也。虽然，果然之与，不孰究论之龙骨亦然。究论何益之有？至如其效用，则此可论也可择也，不可不知也。

品考

龙骨 以能化者为上品也。有半骨半石之状者，是未化也。取龙骨法，如取石膏法也。打碎用之。

牡　蛎

主治胸腹之动也，旁治惊狂、烦躁。

考证

桂枝去芍药加蜀漆龙骨牡蛎汤证曰：惊狂，起卧不安。

以上一方，牡蛎五两。

牡蛎汤证不具也。说在互考中

以上一方，牡蛎四两。

牡蛎泽泻散证不具也。说在互考中

以上一方，牡蛎诸药等分。

柴胡姜桂汤证曰：微烦。

以上一方，牡蛎三两。

桂枝甘草龙骨牡蛎汤证曰：烦躁。

以上一方，牡蛎二两，而亦四两之例。

柴胡加龙骨牡蛎汤证曰：烦惊。

以上一方，牡蛎一两半。说在外传中

上历观此诸方，牡蛎所治惊狂、烦躁，似与龙骨无复差别。为则从事于此也，久之，始知牡蛎治胸腹之动矣。学者亦审诸。

互考

牡蛎、黄连、龙骨同治烦躁，而各有所主治也。膻中，黄连所主也，脐下，龙骨所主也，而部位不定、胸腹烦躁者，牡蛎所主也。

牡蛎汤条曰：疟。牡蛎泽泻散条曰：有水气。其所举之证，盖不具也。以他例推之。喘急息迫，而胸中有动者，牡蛎汤主之也。身体水肿、腹中有动、渴而小便不利者，牡蛎泽泻散主之也。学者审诸。

品考

牡蛎　壳之陈久者为良也。余家今用出于艺州者也。坊间所鬻者，不堪用也。

跋

　　盖古书之贵于世，以施诸今而有征也。其古虽并于诗书，言之与实背驰，则不足贵矣。本草之书，传于世也虽邈焉。凿说之甚，辨折以胸臆，引据以神仙，其言巧而似。于是其理达而远乎实，游断谍谍，不异赵括之论兵也。先考东洞翁，于是作《药征》，考校效验，订绳谬误，揣权宜，精异同。虽颇穷经旨，未尝有如本草说多能者。然循其运用之变，奏异功则殆如天出，而俏性多能，是方之功，而非一物之能也。夫阳燧取火于日，方诸取露于月，而浮云盖其光，则水火忽不可致也。而终日握阳燧不得温手，终夜舐方诸不能止渴。方诸阳燧，虽致水火，责之以其能而不获者，非自然之能也。自然之能出乎天，而不假他力，法用之功成乎人，而不能独立，不可苟混焉。本草辨其所以，而不识其实，主治混淆，的证难分，莫法之可以据，载籍虽古，岂足尊信哉？先考之于《药征》也，主治颇详明，不道阴阳，不拘五行，以显然之证。征于长沙之法，推功之实，审事之状，阐众之所未发，以烛乎冥行之徒。诚扁鹊之遗范也。其书之已成，受业者奉之，屡请刊行。翁喟然叹[1]曰：过矣！柰刊行何急？世所刊之书，后欲废者，往往有之，皆卒然之过也。药论者，医之大本，究其精良，终身之业也。今刊未校之书，传乎不朽，为人戮笑，宁蠹灭于匮中，终不许焉。翁卒暨于今十有二年，遂命剞劂之师，刊行之于世矣。

天明甲辰之冬十一月朔男猷谨题

---

① 叹：原作"欢"，据裘本改。